WASSER-
GYMNASTIK
& TRAINING

Siegfried Kreuzhuber

WASSER-GYMNASTIK & TRAINING

Abhärtung · Vorbeugung und Therapie
Herz-, Kreislauf- und **Muskeltraining**
Behandlung von Gelenks- und
Haltungsschäden: Ideale Sport- und
Gesundheitsgymnastik für jedes Alter

Orac

Fotos: Berndt Schilling, Wien
Foto auf dem Schutzumschlag: Siegfried Kreuzhuber
Illustrationen: Rüdiger Fahrner, Irene Lovcik
Wir danken dem Erholungs-, Fitneß- und Sportzentrum HAPPYLAND, Klosterneuburg, für die Erlaubnis, die Fotos für dieses Buch in ihren schönen Anlagen fotografieren zu dürfen.

ISBN: 3-7015-0032-0
Copyright © 1986 by Verlag Orac, Wien
Alle Rechte vorbehalten
Lektorat: Leo Mazakarini
Schutzumschlag und grafische Gestaltung: Fritz Gnan
Technik: Imprima W. Menches
Lithographie: Werner Kamensek, Horn
Satz: Bernhard Computertext, Wien
Druck und Bindearbeiten: Wiener Verlag, Himberg bei Wien

Inhaltsverzeichnis

I. Teil
Der Mensch und seine Gesundheit 7
Die sportliche Bewegung im Dienste der Gesundheit 9
Grundsätzliche Bemerkungen zum Sport in den mittleren und
späteren Jahren 12
Bewegungstraining muß sinnvoll sein und Freude machen /
Psychosomatische Aspekte des Sports 14

II. Teil
Der Wert des Schwimmens 16
Vorteile der Bewegung im Wasser 17
Schwimmen bei Durchblutungsstörungen 19
Gehen im Wasser 21
Zehn Übungen für ein regelmäßiges Gymnastikprogramm im
Wasser 24
Wassergymnastik in Verbindung mit Schwimmen 29
Gymnastik, die zu gelöst ablaufenden Bewegungen führt 31
Übungsprogramm 33
  Aufbau der Übungseinheiten 33
  Methodisch-didaktische Hinweise 33
  Hinweise für die Praxis 33
  Beschreibung der Ausgangslage für Übungen in Rückenlage am
  Beckenrand 34
  Partnerübungen 34
  Spiele mit dem Ball 35
  1. Übungseinheit – Zielrichtung Brustschwimmen 36
  2. Übungseinheit – Zielrichtung Brustschwimmen 45
  3. Übungseinheit – Zielrichtung Brustschwimmen 52
  4. Übungseinheit – Zielrichtung Seitenschwimmen 57
  5. Übungseinheit – Zielrichtung Rückenschwimmen 65
  6. Übungseinheit – Zielrichtung Rückenkraulen 73
  7. Übungseinheit – Zielrichtung Brustkraulen 78
  Statements der Fachärzte zum Übungsprogramm 83
Die Schwimmarten und ihre Techniken in kritischer Sicht 84
Brustschwimmen 84
Körpergemäßer und physiologisch günstiger Bewegungsablauf des
Brustschwimmens 88
  Dieser Bewegungsablauf ist anzustreben ... (graphische
  Darstellung) 90
  ... jener sollte vermieden werden (graphische Darstellung) 91

Bewegungsablauf des Brustschwimmens, der zu Schäden führen
kann 92
Beinbewegung der Schwunggrätsche (Peitschenaktion) 93
   Graphische Darstellung 94
Seitenschwimmen 95
Rückenschwimmen (Rückengleichschlag) 95
Kraulschwimmen 96
   Rückenkraulen 97
   Brustkraulen 98
Delphinschwimmen 99
Hinweise für die Sicherheit im Wasser 100
   Pulskontrolle (Leistungskontrolle) 100
   Verwendung von Schwimmhilfen 101
   Verhalten bei Muskelkrämpfen 101
   Maßnahmen zur Selbstrettung 102
Baderegeln 107

III. Teil
Die vorbeugende und heilende Wirkung des Schwimmens 109
Sport und Medizin 110
Möglichkeiten des Sports zur präventiven und kurativen Nutzung ... 111
Schwimmen als Prophylaxe 114
Aktive Bewegungsübungen 116
   Atmung 116
   Haltungsformung 117
   Beintempo (Brustschwimmen, Rückengleichschlagschwimmen) 120
   Graphische Darstellung der Schubgrätsche 122
Wirbelsäulenbeschwerden – Bandscheibenschäden 123
   Übung zur Schmeidigung der Wirbelsäule (Graphik) 127
Schwimmen bei Gelenkersatz 129
Schwimmen als Therapie 131
Statements der Fachärzte 137
   zu „Schwimmen als Therapie" 137
   zu „Schwimmen als Prophylaxe" 138
   zu „Aktive Bewegungsübungen" 138
   zu „Wirbelsäulenbeschwerden – Bandscheibenschäden" 139
   zu „Schwimmen bei Gelenkersatz" 140
Ein Dankeschön... 141
Wohin zur Kur?
   in Österreich 142
   in Deutschland 147
   in der Schweiz 158
Literaturverzeichnis 159

DER MENSCH UND SEINE GESUNDHEIT

Der sportliche Wettkampf um eine höhere, schnellere oder überhaupt größere Leistung, aber auch das sportliche Wettspiel und die ästhetisch-künstlerische Bewegung des menschlichen Leibes waren seit je ein schönes Vorrecht der Jugend im ständig sich wiederholenden Wechselspiel der Generationen. Sportwissenschaftliche Untersuchungen bestätigen die bekannte Erfahrung, daß Gesundheit für Jugendliche kein vorrangiges Motiv darstellt, Sport zu betreiben. Die vorbeugende Wirkung des Sports gegen Krankheiten wird erst der schätzen, dessen Gesundheit keine Selbstverständlichkeit ist, und die Möglichkeit, durch entsprechenden Sport zu heilen, wird erst jener dankbar annehmen, dessen Gesundheit nicht oder nicht mehr gegeben ist. Die Jugend aber sollte von ihren Lehrern angehalten werden, den Sport so zu betreiben, daß sie ihn auch im Alter noch ausüben kann.

Siegfried Kreuzhuber legt mit seinem neuesten Buch einen gründlich überlegten, vielfach erprobten und durch ärztliche Gutachten abgesicherten Beitrag vor, einen der ausgeprägtesten Wünsche der Menschen zu erfüllen: gesund zu sein oder gesund zu werden. Wer so wie ich das jahrelange Bemühen des Autors um die beste Form seiner Veröffentlichung begleiten konnte, kann sich der Hochachtung vor seiner fachlichen Gewissenhaftigkeit nicht entziehen. Der Sportprofessor mußte sich für sein Anliegen, durch Wassergymnastik und Schwimmen vorzubeugen und zu heilen, intensiv mit sportmedizinischen Gesichtspunkten auseinandersetzen. Daß ihm dies gelang, bestätigen die zahlreichen Gutachten hervorragender Ärzte. Das Buch liefert damit auch den Beweis, daß eines der wichtigsten Ziele der Sportwissenschaften, Praxis und Theorie miteinander zu verbinden, erreicht werden kann.

Richtig verstanden, ist Siegfried Kreuzhubers Arbeit auch ein Beitrag zum sportphilosophischen Thema über den Wert des Leibes. Unter dem Einfluß der zunehmenden wissenschaftlichen Erkenntnisse über den Menschen, aber auch unter dem Einfluß der alarmierenden Veränderungen der Natur durch die Technik rückt der Leib als Träger des menschlichen Lebens immer stärker in den Mittelpunkt allgemeinen Interesses. Er ist jene Wirklichkeit, über die der Mensch seine einmalige Existenz und seine soziale Bezogenheit erleben und begreifen kann. Die sozialpsychologischen Aspekte des Leibes haben Existenzphilosophie, Phänomenologie, Psychiatrie, Verhaltenspsychologie, Soziologie oder Handlungswissenschaften in jüngerer Zeit vielfach erhellt. Die Ganzheit des Menschen im Sinne eines optimalen Zusammenspiels der drei Sphären, die wir Geist, Seele und Leib oder Körper nennen, diese Ganzheit zu erfassen, wird immer eine schwere Aufgabe bleiben. Die Arbeit Kreuzhubers weist einen Weg zur Gesundheit, die auch ein unteilbares Ganzes ist. Daß dieser Weg im Ur-Element Wasser oft leichter zu beschreiten ist, wird überzeugend vorgeführt. Es liegt an den sportlich ansprechbaren Menschen, an Sportlehrern, Ärzten, Therapeuten, von den vorliegenden Anregungen Gebrauch zu machen. Ich wünsche dem Buch den Erfolg, den es gewiß verdient.

Univ.-Prof. Dr. phil. Erwin Niedermann
Universität Salzburg
Institut für Sportwissenschaften

DIE SPORTLICHE BEWEGUNG IM DIENSTE DER GESUNDHEIT

Im Laufe der Zeit nahm der ganzkörperliche Einsatz, sowohl im Alltag als auch im Berufsleben, ständig ab. Man arbeitet meist im Sitzen oder im Stehen in geschlossenen Räumen bei starker nervlicher Beanspruchung.

Immer stärker wird unser Leben von Bewegungsarmut und -einseitigkeit geprägt. Vor allem großräumige Ganzheitsbewegungen, die den Menschen voll erfassen, sind aber für die motorische Anpassungsfähigkeit unerläßlich.

In seiner psycho-physischen Entwicklung ist der Mensch dem biologischen Grundgesetz der funktionellen Anpassung unterworfen; das besagt, daß bestimmte – im Alter besonders dosierte – Belastungen notwendig sind, damit es zu organischen und funktionellen Veränderungen kommt, durch die die Anforderungen des Lebens besser bewältigt werden können.

Diese lebenswichtigen biologischen Entwicklungsreize, die erst beim Überschreiten einer gewissen Belastungsschwelle wirksam werden, können heute meist nur mehr durch Totalbewegungen im Rahmen sportlicher Aktivitäten erreicht werden.

Solche intensive Ganzheitsbewegungen beeinflussen weitgehend die gesunde Entwicklung des Menschen in allen Phasen des Lebensprozesses.

In der Kindheit und Jugend, der ersten Lebensphase, führen diese biologischen Reize – von einem natürlichen Bewegungsdrang angeregt und ausgelöst – zu einer Aufwärtsentwicklung, einem Zuwachs. Dies alles geschieht ohne das Risiko einer Überbelastung, da das Maß und die Grenzen des Möglichen von der innewohnenden Lebenskraft bestimmt werden.

Es sind also nur die Möglichkeiten des „Sich-bewegen-Könnens" zu schaffen; der Erzieher hat dann noch die Aufgabe des Vorbereitens, des Lenkens und des Sicherns.

So prägt das spielerisch freudvolle Bewegen in der Jugend die körperliche Entwicklung und die geistig-seelische Entfaltung. Das Bewegungsverhalten wird bestimmt vom Bewegungsdrang, dem Bewegungsbedürfnis und vielschichtigen Motivationen.

In der zweiten Lebensphase – der „Leistungsphase" (nach Birkmayer) – wird bei sehr vielen Menschen durch berufliche Interessen und Ziele die Leistungsbereitschaft nicht in Bewegungsaktivitäten umgesetzt. Hinzu kommt noch, daß besonders in der zweiten Hälfte dieser Phase eine allmähliche – physiologisch bedingte – Leistungsminderung spürbar wird. (Bei Leistungssportlern läßt die Schutzwirkung des körperlichen Trainings durch die Umstellung der Lebensweise rasch nach, was sich besonders schädlich auf das Herz-Kreislauf-System auswirkt.)

Die Sportmotorik, im vorhergehenden Lebensabschnitt geweckt und geschult, wird oft über Jahrzehnte vernachlässigt.

Erst wenn gegen Ende der zweiten Lebensphase die Zivilisationsschäden nicht mehr zu übersehen sind, versucht man mit einem untrainierten und meist übergewichtigen Körper dort im Sport anzuknüpfen, wo man vor vielen Jahren aufgehört hat.

In diesem „kritischen Zeitpunkt" bietet sich das Schwimmen als besonders hilfreiche Brücke an:

Diese in der Kindheit oder Jugend erlernte Sportart wurde in den folgenden Jahren nicht mehr als „Sport" ausgeübt; sie diente eigentlich nur mehr zur Abkühlung an heißen Sommertagen – man ging „baden". Dieses „Baden" kann nun durch allmähliche Leistungssteigerung wieder zu einem sportlichen Schwimmen umgeformt werden, welches in weiterer Folge das für die Gesundheit so wichtige Ausdauertraining ermöglicht.

Der „Idealfall" ist allerdings ein kontinuierliches Sporttreiben während der gesamten zweiten Lebensphase, verbunden mit einem natürlichen Leistungsempfinden für motorische Aktivitäten. Fitneß und Gesundheit verhelfen so zu einer besseren Lebensqualität, zu einer Optimierung des Lebens. Ein immer größer werdendes Interesse an persönlicher Technikverbesserung bewirkt eine ständige Ökonomisierung und gleicht damit den allmählichen Rückgang des physischen Leistungsvermögens aus. Dies erhält die Freude an der Bewegung, ja erhöht meist noch die Freude am Sport und verhilft so zu einer relativ hohen Leistungsfähigkeit durch eine vermehrte psychische Leistungsbereitschaft.

Eine solche Einstellung zum freundvollen Bewegen hilft mit, den von Ärzten, Psychologen und Soziologen so sehr empfohlenen „gleitenden Übergang zur dritten Lebensphase" zu schaffen. (Dem Bewegungsverhalten in diesem Abschnitt des Lebens ist das folgende Kapitel gewidmet.)

Um den Kreis zu schließen, sei auf die Erkenntnis verwiesen, daß die Eindrücke aus der Kindheit für das spätere Leben sehr entscheidend sind. Es ist daher berechtigt, auf die Leibeserziehung der Kinder besonders großen Wert zu legen.

Hier anknüpfend, taucht aber eines der großen Probleme der Überbewertung des Hochleistungssports auf:

Heutzutage wird in der Kindheit und Jugend eine Schwimmtechnik gelehrt, die bereits in diesem Alter zu Sportschäden führen kann – etwa die Schwunggrätsche (S. 93 f). In Fachkreisen hat man das erkannt und spricht – so wie von einem „Tennisellbogen" – bereits auch von einem „Brustschwimmerknie".*) Durch solche Auswirkungen wird das pädagogische Anliegen des Wettkampfs, der ja ein wesentliches Merkmal des jugendlichen Bewegungsverhaltens ist, äußerst negativ beeinflußt.

Ein Bewegungsablauf, der die Kniegelenke schon in der Jugend so stark belastet, kann später keineswegs zur Prophylaxe genutzt werden; ebenso ist er als Therapie bei Aufbrauchserscheinungen im Alter völlig ungeeignet. Ein „Umlernen" fällt aber gerade beim Schwimmen besonders schwer.

Mit falschen Bewegungsabläufen ist eine Anpassung der Belastung bei intensiven motorischen Aktivitäten nicht möglich. Damit fehlt aber auch eine wesentliche Voraussetzung für die Trainierbarkeit des Organismus, besonders beim älteren Menschen.

Die Erhaltung der Funktionstüchtigkeit des Körpers und damit der Gesundheit – möglichst bis ins hohe Alter – durch richtige Dosierung der Belastung ist daher an körpergemäße, bewegungsmechanisch und -physiologisch richtige Bewegungsabläufe gebunden.

Dieses Buch ist das Ergebnis jahrelanger praktischer Erfahrungen, und zwar nicht nur mit Jugendlichen, sondern vor allem auch mit älteren Menschen, denen das Schwimmen als Therapie zugute kam. Für diesen Personenkreis sind die Aussagen von Ärzten besonders interessant und wichtig, um dem betreffenden Leser ein Gefühl der Sicherheit und des Verständnisses zu vermitteln. Denn gerade in jenen Fällen, wo das Schwimmen als Prophylaxe oder Therapie angewandt wird, ist der Standpunkt des Arztes von großer Bedeutung.

Deshalb sind in diesem Buch alle ärztlichen Aussagen wörtlich zitiert und durch *Kursivschrift* hervorgehoben.

Nicht zuletzt soll diese Verbindung von sportlicher Instruktion und ärztlichen Hinweisen den Leser zu einem allgemeinen Gesundheitsbewußtsein anregen, denn

„Gesundheit ist lernbar!"

---

*) Cotta, Der Mensch ist so jung wie seine Gelenke, S. 241

GRUNDSÄTZLICHE BEMERKUNGEN ZUM SPORT IN DEN MITTLEREN UND SPÄTEREN JAHREN

Beim alternden Menschen ist durch die allmähliche Rückbildung aller Organe und die damit verbundenen Funktionseinbußen eine deutliche Leistungsminderung gegeben. Da das Altern aber kein einheitlicher Vorgang ist, sondern sich aus vielen Prozessen zusammensetzt, ist der Begriff des „Leistungswandels" zutreffender.

Die Vorgänge der Strukturänderung, die nicht nur physischer Art sind, verlangen im Hinblick auf die Anpassungsschwierigkeiten und die damit verbundene Dosierung der Leistungsintensität eine andere geistig-seelische Einstellung, um dieses – völlig natürliche – Handikap auszugleichen. Denn dieser Leistungswandel ist mit einem Verschieben des Schwerpunktes vom Körperlichen (genetische Information) zum Geistig-Seelischen (intellektuelle Information) verbunden.

Nur so ist es möglich, die Leistungsfähigkeit in körperlicher und geistiger Hinsicht der dritten Lebensphase anzupassen, vielleicht sogar zu steigern und lange zu erhalten.

In dieser Periode der allgemeinen Rückbildung aller Organe – auch das Gehirn ist davon betroffen – und ihrer Leistungen im Laufe des Alterns werden, zerebral und hormonell bedingt, die motorischen Bedürfnisse vermindert.

Wie wird und soll der alternde Mensch darauf reagieren?

Da das Antriebspotential, die Aktivität, stark vermindert wird, sollte sich die vorwiegend nach außen orientierte Leistung der Jugendphase zur „persönlichen Leistung" (bei der das Leisten in sich zu suchen ist) wandeln, die sich immer deutlicher zum Können hin orientiert.

Mit den vorhandenen Kräften ein möglichst großes „Bewegungskönnen" – durch Erlernen und Vervollkommnen sportlicher Fertigkeiten – zu erreichen, ist das anzustrebende Ziel; dann wird die Freude an der Bewegung erhalten bleiben beziehungsweise neu geweckt werden. Dieses Leisten sollte nun auch nicht mehr wettbewerbsbetont sein.

In diesem Zusammenhang sei auf die bekannte Volksweisheit verwiesen:

„Das Können ist des Dürfens Maß"

Die Schulung des Bewegungskönnens erfordert eine körpergemäße (bewegungsphysiologisch richtige) Ausführung und einen ökonomischen Ablauf, der eine entsprechende Technik voraussetzt. Dies sind die Grundlagen für ein bewußtes Erleben einer schönen, harmonischen Bewegung.

Beim Lernen kommt uns eine elementare pädagogische Erfahrung – „der Geist des Übens" (Bollnow) – entgegen: „Die zu übenden Teilleistungen sind selber sinnvolle Leistungen, die sich zu einem umfassenden Sinn zusammenfügen."

Im Lernen, im Sich-Bilden liegt ein eminent qualitatives Erlebnis, das zum Schöpferischen tendiert.

Die zweite große Zielsetzung besteht im Reflektieren:
Die Rechenschaft über den körperlichen Zustand kann man nur durch gewollte spezifische Bewegungsvorgänge erfahren. So ist man in der Lage, dem gerade im Alter so sehr verständlichen Wunsch nach Gesundheit durch Bewegung zu entsprechen.

Der Sport, vor allem in freier Natur, trägt wesentlich zur Aufrechterhaltung der *vegetativ-affektiv-motorischen Balance* (Birkmayer) und damit zur Harmonie des Menschen bei. Diese hilft besonders im dritten Lebensabschnitt, die Frage nach der Sinnhaftigkeit des Lebens positiv zu beantworten.

Nach der Satzung der Weltgesundheitsorganisation (WHO) ist Gesundheit der Zustand körperlichen, seelischen und auch sozialen Wohlbefindens. Bezogen auf das soziale Wohlbefinden, sind ein geselliges Üben und partnerschaftlich-sportliche Betätigung (Kooperation) die idealen Grundlagen für ein altersgemäßes Bewegungsverhalten.

Eine spezielle Zielgruppe sind jene Senioren, die schon seit ihrer Jugend Sport betreiben. Sie wollen selbstbestimmend und selbständig weiter sportlich tätig sein, brauchen aber Informationen (Wissen und Erkennen), die ihnen beispielsweise in Kurzlehrgängen vermittelt werden können. Gerade bei älteren Menschen soll der Wunsch nach Weiterbilden und Weiterbetreiben auch im Bereich der Leibesübungen geweckt werden. Für sie gilt ganz besonders das von Konrad Lorenz geprägte Wort:

„Leben ist Lernen"

BEWEGUNGSTRAINING MUSS SINNVOLL SEIN UND FREUDE MACHEN

Psychosomatische Aspekte des Sports

Ich habe immer wieder mit Erstaunen festgestellt, daß gerade ältere Menschen Übungen oft erfinden – ein Zeichen dafür, wie freudvoll für sie Bewegung im Wasser ist. Eine schönere Bestätigung für seine Arbeit kann sich ein Betreuer gar nicht wünschen, denn Aktivitäten, die aus der Freude am Üben von selbst erwachsen, sind erfüllt von dem, was das „sportliche Tun" so wertvoll macht: Spiel mit der Bewegung, das den Körper fordernde Spiel.

Die Ursache dieses spontanen Bewegungsverhaltens ist das Bedürfnis, sich zu bewegen – ein Grundbedürfnis, das zum Aktivwerden in geistiger wie in körperlicher Hinsicht anregt, um den Körper zu bilden.

Diese biologische Motivation ist eine wesentliche Voraussetzung für die Gesundheitserziehung, die Gesundheitsbildung und die Gesundheitsvorsorge. Damit wird in erster Linie die präventive Aufgabe des Sports, der Leibesübungen, erkennbar, vor allem in der *„Medizin von morgen, die sich im Vorfeld der Krankheit abspielen wird".* (Schipperges)[*])

Anderseits kann im Falle einer Erkrankung diese Motivation – als hoffnunggebende Kraft – ein wesentlicher Beitrag zur psychosomatischen Gesundung sein.

Beim älteren Menschen spielt beim Sporttreiben vor allem wegen der körperlich bedingten Leistungsminderung das Reflektieren, das „Rück-be-Sinn-en", eine große Rolle; das heißt, als weitere bestimmende Voraussetzung für die gesundheitsorientierte Nutzung der aktiven Bewegung ist der Wille, sich zu bewegen, ausschlaggebend.

Angemessene sportliche Betätigung im Leben des Menschen ist das, was Frankl meint, wenn er sagt:

> *„Im besonderen ist der Mensch auf der Suche nach sinnvollen Aufgaben, die ihn in ‚gesunde Spannung' zu setzen vermöchten. Mit einem Wort: Es gibt so etwas wie einen ‚Willen zum Sinn'."*[**]

---

[*]) Prof. Dr. med Dr. phil. Heinrich Schipperges, Facharzt für Nerven- und Gemütsleiden, Heidelberg: *Der Arzt von morgen,* S. 243
[**]) Univ.-Prof. Dr. med. Dr. phil. Viktor E. Frankl, Facharzt für Neurologie und Psychiatrie, Wien: aus einem Koreferat „Zur Anthropologie des Sports" auf dem Internationalen wissenschaftlichen Symposion, veranstaltet vom Olympischen Organisationskomitee im Rahmen der Olympischen Spiele, München 1972

Aus dem Erkennen und Wissen, aus dem Verstehen der Sinnhaftigkeit, entsteht seine Verantwortung für seine Gesundheit, und er verwirklicht sie durch sinnvolles Handeln. So kommt es zum Wechsel von Bewegung und Ruhe, zum Rhythmus von sportlicher Bewegung und Muße, was vor allem für den nicht mehr berufstätigen Menschen mit seiner nun ständig vorhandenen Freizeit von besonderer Bedeutung ist.

Für diesen Wissens- und Erkenntnisgewinn sollen die Informationen aus diesem Buch – Information heißt wörtlich „Einprägung" (Lorenz) – eine Hilfe zur Selbsthilfe sein.

Es ist aber empfehlenswert und hilfreich, in manchen Fällen sogar notwendig, bei diesem Bildungsprozeß – z. B. im Rahmen eines Gesundheitsurlaubs („Kururlaub") oder eines Kuraufenthalts – Informationen von einem kundigen Betreuer zu erhalten, verbunden mit ärztlichen Kontrollen und Ratschlägen. Diese sind in das Unterweisen (Beraten) so einzubauen, daß beim „Zusammenfall von Reifungsstadium und Erkenntnisfähigkeit" (Birkmayer)*) die größte Wirkung erreicht wird und es damit zu einer weitgehenden Deckung von Theorie und Praxis, dem wichtigsten Anliegen der Leibeserziehung, kommt.

Der älter werdende Mensch wird damit zu Selbstsicherheit und Integration geführt. Daraus entsteht ein Selbstwertbewußtsein, das in der Phase der allmählichen Rückbildung aller Organe des Körpers und ihrer Leistungen im Laufe des Alterns (Involutionsphase) besonders notwendig ist.

> *„Das Selbstwertgefühl ist unsere lebensnotwendige Energiebatterie, mit der wir allen Umweltanforderungen entsprechen können.*
> *Der Sportler... hat durch das Selbstwertgefühl die nötige Energie in seinem Nervensystem gelagert, und die Übung läuft dann von selbst wie automatisch ab."*
> (Birkmayer)

Es sollen aber nicht nur Hilfen angeboten werden, die das Bewegungsverhalten beeinflussen; auch Fragen eines gesundheitsbewußten Lebensstils gehören dazu – wie z. B. Körperpflege, richtige Ernährung, Anpassung der Ernährung an die körperliche Tätigkeit, Mäßigkeit in der Lebensführung usw. –, um das Gesundheitsverhalten individuell zu fördern.

In freundlichem Gesprächsklima, durch menschliche Zuwendung gekennzeichnet, soll eine Atmosphäre geschaffen werden, die zu freudvollen Aktivitäten motiviert. Dabei soll die Freude am Tummeln im Wasser aus der Kindheit wieder aufgefrischt werden, denn

„Wasser ist ein Element, das den Menschen um Jahre jünger machen kann".

---

*) Univ.-Prof. Dr. med. Walther Birkmayer, Facharzt für Neurologie und Psychiatrie, Wien: *Alphamann und Betafrau – Ratschläge für das Leben von Heute*, S. 136

II. TEIL

DER WERT DES SCHWIMMENS

Der gesundheitliche Wert des Schwimmens ist unbestritten, die Palette der individuellen Nutzung für Spaß, Freizeit und Leistung äußerst breit und bunt. Sollten in den letzten zehn Jahren die Bemühungen um Gesundheit, Gesundheitsbewußtsein und Gesundheitserziehung trotz aller Anstrengungen nicht recht vorangekommen sein, gewachsen ist sicherlich die therapeutische Komponente, welche durch Sport, Spiel und Bewegung, insbesondere Schwimmen, vermittelt werden kann. Therapie aber löst immer ein Bemühen aus, sie möglichst zu vermeiden, indem durch gezielte Prophylaxe sich eine Notwendigkeit dafür erübrigt.

Schwimmen hat in den letzten Jahren umfangreiche therapeutische Bedeutung gewonnen, u. a. durch den Bau von Schwimmbecken und Kleinschwimmhallen in Kurkliniken, Herz- und Kreislaufkliniken usw., durch den beinahe überdimensionalen Bäderbau von Städten und Kommunen. Wichtigstes Ergebnis daraus sind die freizeitorientierten, modernen Mehrzweck-Schwimmhallen mit mehreren Kleinbecken, unterschiedlichen Wassertemperaturen, Verbindung von Hallen- und Freibad, mit vielen Attraktivitäten für Besucher. Hier können alle Möglichkeiten der Wassergymnastik, die sich für die meisten Arten von Erkrankung und Behinderung eignen, auch privat genutzt und individuell modifiziert werden.

Die Sportlehrer sind gerade dabei, dieser relativ neuen „Disziplin" jene Attraktivität zu geben, welche sie von krankengymnastischer Behandlung abhebt, die vom Pflichtgesundheitsturnen — eine schreckliche Vorstellung — zum freudebetonten, phantasievollen Spiel im Wasser führt. Gerade die qualitäts- und spaßorientierte, bewegungsreiche Vielseitigkeit führt zur therapeutischen Wirkung.

In dieser Entwicklung gilt es, die Erfahrungen zu sammeln, Übungsstoff darzubieten, die zweckhafte therapeutische Absicht eigentlich durch Methodik vergessen zu machen und primär freizeitsportliche und sportpädagogisch-psychologische Motive in den Vordergrund zu schieben.

Siegfried Kreuzhuber, wasserbegeistert, legt eine wertvolle Sammlung vor und bereitet sie didaktisch auf. Er hat der Gefahr widerstehen können, ein Handbuch Schwimmen zu schreiben, eine Enzyklopädie, die zu einem späteren Zeitpunkt ebenfalls notwendig wäre. Er führt ein und gibt Anweisungen, erklärt, zitiert und klärt auf.

So entstand für Übungsleiter, Sportlehrer und die betroffenen Sondergruppen und Personen (u. a. Kranke, Senioren, Behinderte, Schwimmanfänger) ein Leitfaden, dem eine weite Verbreitung zu wünschen ist.

Prof. Dr. phil. Hermann Rieder
Universität Heidelberg
Institut für Sport und Sportwissenschaft

VORTEILE DER BEWEGUNG IM WASSER

Wie gesund jede Art von Bewegung im Wasser ist, zeigen folgende medizinische Erfahrungswerte:

> *„Der Energieverbrauch beim Schwimmen liegt etwa fünfmal höher als beim Gehen.*
> *Ursachen:*
> - *Fortbewegung im flüssigen Medium*
> - *Wärmeverluste durch die hohe Wärmekapazität und große Wärmeleitfähigkeit des Wassers.*
>
> *Allein Stehen im Wasser von 25° C führt je nach Fettgewebsdicke zu einer Umsatzsteigerung zwischen 20 und 100%.“*
>
> (de Marées)*)

Weitere positive Auswirkungen des Schwimmens

Verbesserung der Herzleistung
Anregung des Kreislaufs
Ökonomisierung des Sauerstoffverbrauchs
Steigerung des Atemvolumens
} aerobes (= Sauerstoff-)Training

kraftvolles, den ganzen Körper
betreffendes Muskeltraining
} Haltung

Durchbewegen der Gelenke
(Schwerkraft nahezu aufgehoben)
} Schmeidigung (Geschmeidigmachen)

Erhöhung der Anpassungsfähigkeit
gegenüber äußeren Reizen
} Abhärtung

Bei nahezu völliger Entlastung von der Schwerkraft wird der Bewegungsapparat (Muskeln, Bindegewebe, Gelenke und Knochen) weitgehend vor Verletzungen verschont. Dies gilt sowohl für Kräftigungs- als auch für Dehnübungen.

Bauchmuskelübungen (z. B. an der Wand des Schwimmbeckens) erfordern bei langsamer Ausführung infolge des Wasserauftriebes den geringsten Kraftaufwand; die schnelle Ausführung ist dagegen durch den Wasserwiderstand schon sehr erschwert; die höchste Kraftanstrengung ist beim Herausheben der Füße und Beine aus dem Wasser notwendig. Daraus ergibt sich ein großer

---

*) aus: Sportphysiologie, S. 283

Spielraum, der je nach Leistungsfähigkeit eine feinabgestimmte Dosierung möglich macht, die auch von Ungeübten bald erfühlt wird.

So können Übungen mit demselben Bewegungsablauf, jedoch von verschiedener Frequenz, vollkommen andere Zielsetzungen und Wirkungen haben. Dies führt auch zu einer Bereicherung des Übungsangebotes.

Durch den Wasserwiderstand werden ruckartige oder stoßförmige Bewegungen (überschießende Bewegungsabläufe) abgebremst, was sich besonders gelenkschonend auswirkt.

Das Heben und Senken des Körpers im Wasser wird durch das entsprechende Ein- und Ausatmen wesentlich erleichtert: Einatmen beim Heben, Ausatmen beim Senken.

Die waagrechte Lage des Körpers im Wasser ist bei Übungen zur Schmeidigung der Wirbelsäule von ausschlaggebender Bedeutung, weil durch diese „Schwebelage" ein besonders schonender und wirkungsvoller Bewegungsablauf gewährleistet ist.

Die stabilisierende Wirkung des Wasserdrucks ermöglicht es auch, Gleichgewichtsübungen, die für die Haltung (Einstellung der Gelenke des aufrechten Körpers) so wichtig sind, in das Übungsprogramm einzubauen.

Übungsformen, die außerhalb des Wassers von älteren Menschen nicht mehr ausgeführt werden können – wie z. B. Senken aus dem Stand mit gestreckten Hüften in den Kniestand, anschließend Erheben in den Stand; aus dem Kniestand mit und ohne Zuhilfenahme der Hände sich neben die Fersen setzen (für die Schmeidigung der Hüften besonders wichtig) –, bereiten im Wasser kaum Schwierigkeiten und führen zu Erfolgserlebnissen.

Bei der Kräftigung des Fußgewölbes – wie Heben in den Zehenstand usw. – kommt der Auftrieb des Wassers dem Übenden sehr entgegen, weil das Körpergewicht wesentlich leichter wird. Verschiedene Wassertiefen ermöglichen ein entsprechendes Variieren.

Dieser Vorteil begünstigt auch die Ausführung von Alltagsbewegungen im Wasser, die für sportlich Ungeübte die beste Wassergewöhnung darstellen. Solche Alltagsbewegungen sind z. B.: Gehen, schnelles Gehen, Gehen auf der Stelle, Zehengang, Seitwärtsgehen, Laufen auf der Stelle usw.

Schließlich sei noch auf die massierende Wirkung des bewegten Wassers hingewiesen: direkt auf die Durchblutung der Haut und des Bindegewebes, indirekt auf das gesamte Gefäßsystem.

SCHWIMMEN
BEI DURCHBLUTUNGSSTÖRUNGEN

Bewegung ist ein wesentlicher Faktor bei der Behandlung von Störungen der Blutzirkulation.

Erfreulicherweise ist seit Jahren allgemein bekannt, wie wichtig tägliches Gehen für Gefäßerkrankte ist. Doch auch die aktive und passive Hydrotherapie ist bei diesen Leiden ein wichtiger, sich positiv auswirkender Faktor.

Schwimmen und auch Wassertreten als aktive Bewegungsbehandlung sind ebenso zur Verbesserung der Durchblutung geeignet wie passive Maßnahmen, das sind Beinduschen und Wasserstrahlmassagen.

Arterielle Minderdurchblutungen durch Engen oder Verstopfungen = Verschlüsse der Schlagadern (beim sogenannten Raucherbein), aber auch Störungen auf dem Gebiet des venösen Rückflusses, wie Krampfadern und venöse Verschlüsse (Thrombosen) im chronischen Stadium eignen sich für die Therapie im Wasser. Die positiven Auswirkungen sind dabei nicht nur auf die erkrankten Gliedmaßen beschränkt, der durchblutungsfördernde Effekt macht sich auch im Gesamtkreislauf günstig bemerkbar. Durch die verbesserte Herz-Kreislauf-Situation wiederum wirkt sich die Hydrotherapie nicht zuletzt dort aus, wo sie der Körper am meisten benötigt: an der durchblutungsgestörten Extremität.

Nicht nur die Bewegung der Arme und Beine läßt beim Schwimmen unser Herz rascher schlagen, der gesamte Brustkorb wird mitbewegt, Kompression und Expansion der Brustwand erleichtern die Atemtätigkeit der Lungen, sie unterstützen die Entfaltung der Lungenbläschen (der Alveolen). Durch tiefes Einatmen ist eine Sogwirkung gegeben, der venöse Rückfluß wird zusätzlich gefördert; beim Ausatmen während des Schwimmens werden die Lungen kräftig entleert, was vor allem beim Brustschwimmen während der Gleitphase besonders zum Tragen kommt (siehe „Schwimmen als Therapie", S. 134).

Arterielle Durchblutungsstörungen

eignen sich bereits beim Bestehen von Ruheschmerz und besonders bei Vorhandensein von Gewebsuntergang (wie Gangrän, Nekrose, „feuchtem Brand") nicht mehr für die Wassergymnastik. Im Stadium des „intermittierenden Hinkens" (der Schaufensterkrankheit) sind Schwimmen und Wassertreten neben dem Gehtraining die beste Therapie. Die Wassertemperatur muß unter Rücksicht auf die Gesamtsituation individuell abgestimmt werden.

Ein Wort zu den Wechselbädern:

Nur im Stadium I und II sind diese und auch nur in sehr beschränktem Maße anwendbar; extreme Temperaturen – sowohl zu heiß als auch zu kalt

– müssen vermieden werden, wiewohl der durchblutungsfördernde Effekt auch im Rahmen einer arteriellen Minderdurchblutung sich günstig auswirkt. Die Wahl der Temperatur bedarf also beim Gefäßkranken noch mehr der Anpassung auf den Einzelorganismus und auf die lokalen Verhältnisse an den Beinen, und es ist daher zu fordern, daß dies unter ärztlicher Aufsicht geschieht bzw. nach Rücksprache mit einem entsprechenden Fachmann.

Handelt es sich um **Venenleiden,** so sind heißes Wasser und Vollbäder zu vermeiden. Auch schließen trophische Störungen, offene Stellen (also Beingeschwüre – Ulcera) eine Behandlung im Wasser aus, ausgenommen ein reinigendes Fußbad.

Bei venösen Störungen sollte man kühlere Wassertemperaturen wählen. Von günstiger Wirkung sind hier besonders Beinduschen, wobei der Wasserstrahl von unten nach oben, also vom Fuß bis zur Taille, geführt wird.

Nach Abschluß des morgendlichen Duschens empfiehlt es sich, Waden und Oberschenkel mit kaltem Wasser zwei bis drei Minuten abzubrausen. Sehr wirkungsvoll haben sich die in vielen Schwimmbädern vorhandenen Wasserstrahlauslässe erwiesen mit der Möglichkeit, alle Körperpartien beliebig lange und intensiv zu behandeln. Die so durchgeführte Gewebsmassage regt den Kreislauf an und beschleunigt den venösen Rückstrom.

Bei der Unterwassertherapie im Kurhaus ist die Wasserstrahlbehandlung ein integrierender Bestandteil des Heilverfahrens.

Neben dem Schwimmen sollte diese Art der Hydrotherapie nicht nur zur Linderung von Beschwerden und zur Beseitigung von Symptomen, sondern auch zur Vorbeugung von Blutzirkulationsstörungen angewandt werden. Sind nämlich schon Störungen der Durchblutung vorhanden, so muß man sich im fortgeschrittenen Stadium oft darauf beschränken, eine weitere Verschlechterung zu vermeiden. Dies unterstreicht die Bedeutung der Wassergymnastik als präventive Maßnahme. Schwimmen und Wassertreten bei Temperaturen von 18 bis 30 Grad C sind ein vorzügliches, jederzeit anwendbares Mittel für die Prophylaxe.

Dr. Hans Peter Paulowitz
Oberarzt an der Abteilung für Gefäßchirurgie
der Salzburger Landeskrankenanstalten
(Vorstand: Prim. Dr. K. Prenner)

GEHEN IM WASSER

Alle jene, für die – aus welchen Gründen immer – das Schwimmen nicht möglich ist, können schon durch einfaches Gehen im Wasser (in verschiedenen Varianten und Wassertiefen) einen kurativen Erfolg erreichen; denn auch auf diese Weise kommen sie in den Genuß der Vorzüge der Bewegung im Wasser, verbunden mit ähnlichen physiologischen Wirkungen wie beim Schwimmen.

Gehen ist eine geradlinig ablaufende Bewegung, daher sehr gelenkschonend. Wichtig ist allerdings, daß die Füße gerade aufgesetzt werden – keinesfalls auswärts (der Wasserwiderstand würde die Auswärtsbewegung noch verstärken). Dieser Hinweis gilt besonders für Menschen mit Gelenkersatz.

Auf regelmäßiges, kräftiges Atmen ist von Anfang an zu achten (siehe „Aktive Bewegungsübungen", Atmung, S. 116).

Da für diesen Personenkreis diese Form des Bewegens im Wasser eine starke Belastung darstellt, sind laufende Pulskontrollen erforderlich. Die individuellen Pulsfrequenzwerte können nur aufgrund ärztlicher Untersuchungen ermittelt und angegeben werden.

Dabei ist zu beachten, daß die für ein Training auf allgemeine aerobe Ausdauer empfohlenen Pulsfrequenzen im Wasser um 10 bis 15 Schläge pro Minute tiefer liegen sollten, um eine oft nicht empfundene Überforderung zu vermeiden.

(Eckert)*

- Wassertemperatur: 26 bis 30° C (für Therapie wird die Temperatur vom Arzt festgesetzt)
- Rutschfester Boden! (Für diesen Personenkreis wird die Verwendung von Schwimmflügeln empfohlen. Das Gefühl der Sicherheit bewirkt, daß alle Bewegungen gelöster ablaufen.)
- Aufwärmen durch warmes Duschen

---

*) Dr. med. Werner Eckert, Fachklinik Königstuhl (für innere, insbesondere Herz- und Kreislauferkrankungen), Heidelberg

Varianten des Gehens im Wasser

Vorerst geringe Tiefe (zirka 40 cm), später bis brusttief, mit Anhalten an der Überlaufrinne bzw. am Beckenrand oder Geländer

- Gehen mit schleifenden Schritten
- Gehen mit kleinen Schritten, mit großen Schritten, mit gestreckten Beinen, mit Ausfallschritten
- Zehengang, Fersengang, Seitwärtsgehen
- Gehen mit Knieheben
- Gehen mit Unterschenkelheben rückwärts, bis zum Anfersen
- Gehen mit Fersenheben
- Gehen mit lockerem Vorschwingen des Beines bis zur Streckung (ähnlich wie Kraulbeinschlag)
- Schrittwechselgehen

Nach der Gewöhnung an das Wasser: freies Gehen (die Arme werden unterstützend in die Bewegung einbezogen)

- Gehen mit Richtungswechsel
- Gehen in leichten Kurven
- Gehen mit Händeklatschen vor und hinter dem Körper
- Gehen mit Schulterkreisen vorwärts und rückwärts
- Gehen mit abwechselndem Rumpfdrehen, jeweils zur Seite des vorschreitenden Beins
- Gehen mit Ausfallschritten – Hände auf das vorgestellte Bein (Oberschenkel) gestützt
- Gehen mit Knieheben – Händeklatschen unter dem Knie
- Gehen mit Knieheben bei gleichzeitigem Rumpfdrehen zum gehobenen Bein
- Gehen mit Knieheben – rechter Ellbogen berührt das linke Knie, und umgekehrt
- Zehengang mit Rückziehen der Arme
- Zehengang – Hände in Nackenhalte, Schultern und Ellbogen weit zurückgenommen
- Zehengang – Arme in Hochhalte, Flechtgriff (Verschränken der Finger) – Handflächen nach oben drücken
- Zehengang – das Schwimmbrett auf dem Kopf frei balancieren
- Gehen in Hockstellung – Schwimmbrett mit gestreckten Armen an der Wasseroberfläche halten – ev. leichtes Vorwärtshüpfen in Hockstellung
- Seitwärtsgehen im Kreis – Schwimmbrett ist der Mittelpunkt, wird mit gestreckten Armen an der Wasseroberfläche gehalten

Mit Musikbegleitung

– Tanzschritte mit dem Schwimmbrett als „Partner" (wird mit gestreckten
  Armen an der Wasseroberfläche mitgeführt)
– Tanzschritte mit Partner – eventuell mit leichtem Drehen

Das in jedem Alter so beliebte Tanzen kann auf diese Weise in die Bewegungstherapie einbezogen werden.

Dafür spricht der Erfolgsbericht einer körperbehinderten älteren Dame,
die nach einer Gehirnoperation seit 15 Jahren schwer bewegungsgestört ist:

„Tanzen" im Wasser

Ich habe in den früheren Jahren gerne und viel getanzt. Nach der Operation
habe ich mich damit abgefunden, dies in meinem Leben nie mehr machen zu
können. – Um so größer ist meine Freude, daß ich nun im Wasser sogar *tanzen* kann!

Vor einem Jahr habe ich mich an der Rinne mit der linken Hand gehalten.
An der rechten Hand hielt mich eine helfende Person. So machten wir vor-
wärtsgehend den „Walzerschritt".

Nach einigen Wochen ging diese Übung bereits ohne helfende Person, nur
noch an der Rinne mit der linken Hand haltend.

Wieder einige Wochen später hat mich die helfende Person an beiden Händen gehalten, und wir drehten uns im Reigen im Walzerschritt.

Über Anraten meines Betreuers versuchte ich es dann auch einmal mit dem
Schwimmbrett. **So wurde das Brett mein Partner beim Tanzen im Wasser!**

Nach längerem Üben kann ich nun im Juni 1985 einen Tango, einen Eng-
lish-Waltz, einen Foxtrott, einen Slowfox sowie einen ganz langsamen Wal-
zer im Wasser tanzen. (Zu meiner Sicherheit im Wasser habe ich immer die
Schwimmflügel angelegt.)

Leider muß ich zur Kenntnis nehmen, daß ich diese Tänze im „Trockenen"
nicht ausführen kann, auch wenn mich ein Partner hält. – Nur durch die
Schwerelosigkeit im Wasser ist mir das möglich.

Tanzen im Wasser ist nicht nur lustig, es ist auch gesund! Behinderte Bewegungsorgane bewegen sich im Wasser leichter. Es stärkt die Muskeln, auch
das Herz und den Kreislauf.

Meine großen Hemmungen haben sich etwas gelegt; das Selbstvertrauen
wurde gestärkt.

Die Freude an der Bewegung im Wasser ist für mich auch ein heilender
Faktor für die Psyche. – Ich kann sagen, ich fühle mich wie ein anderer
Mensch.

K. G.

ZEHN ÜBUNGEN FÜR EIN REGELMÄSSIGES GYMNASTIKPROGRAMM IM WASSER

Die folgenden Übungen sind im allgemeinen für hüfttiefes Wasser konzipiert. Ein Variieren der Wassertiefe (Erleichtern/Erschweren) ist bei manchen Übungen aber durchaus empfehlenswert.

Das Aufwärmen erfolgt durch warmes Duschen oder durch erwärmende Übungen außerhalb des Wassers.

Die Atmung soll frei und gleichmäßig sein, wobei auf ein kräftiges Ausatmen Wert zu legen ist. Gönnen Sie sich zwischen den Übungen Pausen, in denen Sie sich durch ruhiges Atmen entspannen.

SCHRITTWECHSELHÜPFEN
- Hüpfen mit Wechsel der Schrittstellung (kleine Schrittlänge), die Arme schwingen zu den Beinen gegengleich;
- allmähliche Erweiterung der Schrittlänge;

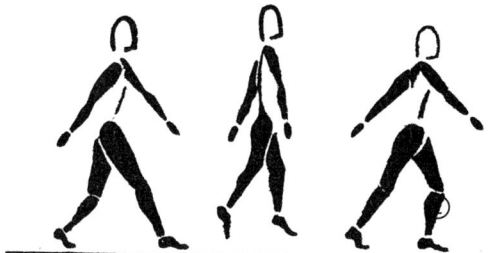

jedes Springen ist besonders atemanregend:
Absprung – Einatmen
Aufsprung – Ausatmen

HANGSTAND
Festhalten der Hände an der Überlaufrinne in Schulterbreite, Füße in Kniehöhe an der Wand abstützen (hüftbreiter Abstand);
- mit den Armen den Körper an die Wand ziehen, dabei die Beine stark beugen – Arme und Beine wieder strecken – usw.;
- in der gestreckten Stellung tiefsenken (langes Halten der Dehnspannung) – langes und kräftiges Ausatmen ins Wasser.

24

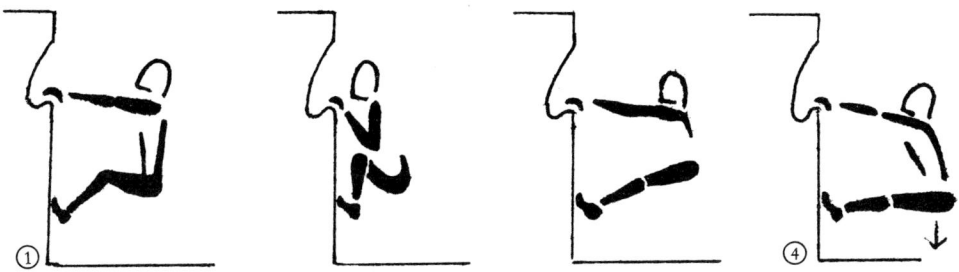

Kräftigung: Bild 1 bis 3: Arm-, Schulter- und Brustmuskulatur, Bein- und Rückenmuskulatur

Dehnung: Bild 4: die oben bezeichneten Muskeln (das Dehnen der Muskulatur auf der Rückseite der Beine ist besonders wichtig)

SCHMEIDIGUNG DES SCHULTERGÜRTELS

Grundstellung: Kreuzen der Arme vor der Brust, die Hände berühren die Schulterblätter.

– Rückziehen der Arme (Handflächen oben), dabei den Zehenstand einnehmen – beim Halten der Dehnspannung langes, kräftiges Ausatmen – Fersen senken – Vorschwingen der Arme mit Kreuzen vor der Brust, so daß die Hände hinten gegen die Schulterblätter schlagen;
– mehrmals wiederholen.

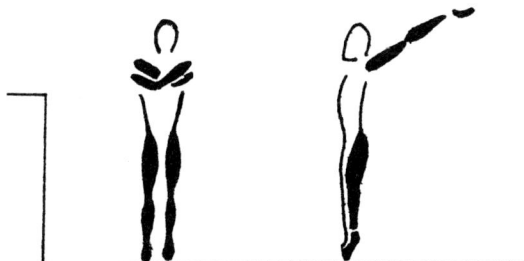

Kräftigung: Schulter-, Fuß- und Beinmuskulatur, Straffung der Bauchdecke (Zehenstand).

Dehnung: Brustmuskulatur (für die Haltung besonders wichtig). Schultermuskulatur.

„LIEGESTÜTZ IM STEHEN"

Grundstellung: eine Armlänge vor der Wand, Festhalten der Hände an der Überlaufrinne:

– durch Beugen und Strecken der Arme den fest auf dem Boden stehenden gestreckten Körper vor- und zurückbewegen;
– dieselbe Übung, dabei den Zehenstand einnehmen.

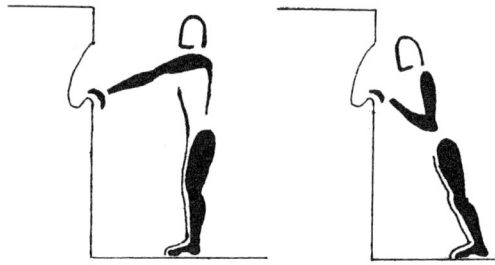

Kräftigung der Muskulatur der Arme, der Schultern und der gesamten Körperrückseite; Straffung der Bauchdecke (Zehenstand). Eine schnelle Ausführung erhöht den Krafteinsatz wesentlich.

ARMSCHÜTTELN

Grundstellung (leicht geöffnet):
- den Rumpf langsam vorbeugen, dabei die Arme ins Wasser senken und mit dem Eintauchen beginnend ausschütteln, bis sie ganz unter Wasser sind;
- durch langsames Aufrichten des Körpers die locker hängenden Arme herausziehen.

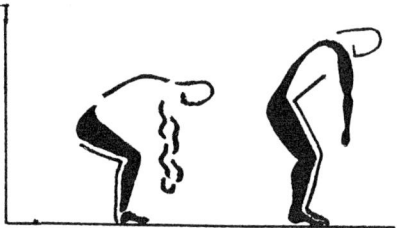

Entspannen der Arm-, Schulter- und Rückenmuskulatur.

BEINSCHEREN

Schultern und Rücken an der Beckenwand; Arme in Seithalte, Festhalten der Hände an der Überlaufrinne:
- Beine in die Vorhalte heben – wechselweise auf- und abbewegen (scheren);
- im brusttiefen Wasser die Schere so erweitern, daß ein Fuß über Wasser kommt, der andere den Boden berührt.

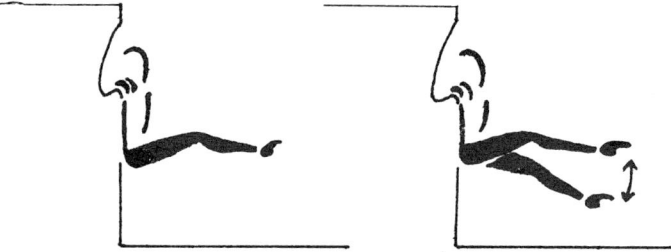

Kräftigung: Bauch- und Beinmuskulatur; um den Rücken an der Wand zu halten, wird die Schulter- und Nackenmuskulatur stark gefordert.

26

SCHMEIDIGUNG DER WIRBELSÄULE

Seitstand am Beckenrand: mit der rechten Hand an der Überlaufrinne festhalten:

- das rechte Bein wird seitlich so weit angezogen, daß die Ferse das Knie des Standbeins erreicht; dabei wird der Kopf nach links gedreht;
  das angewinkelte Bein wird, unter Belassung des Fußes beim Knie, über das Standbein hinweg, nach links geführt, bei gleichzeitiger Drehung des Kopfes nach rechts;
  in fließendem Übergang der Bewegungen wird das angewinkelte Bein wieder in die Ausgangslage geführt und der Kopf nach links gedreht – usw.;
  der freie Arm wird unterstützend in die Bewegung einbezogen.
- Standbeinwechsel, Festhalten der linken Hand an der Rinne

(Übung nach Dr. med. Laabs)

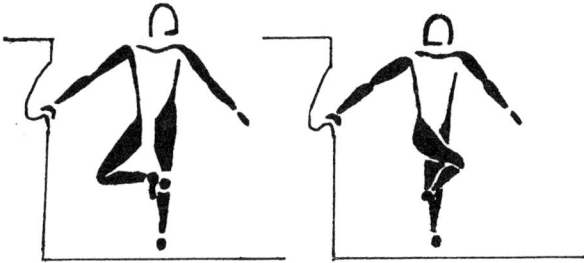

RUMPF RÜCKBEUGEN

Leichter Grätschstand:

- Fersen heben – tiefes Beugen der Knie mit Vorschieben des Beckens, bis die Fingerspitzen die Fersen berühren;
- Fersen heben – Rumpfdrehen rückwärts, die rechte Hand berührt die linke Ferse (dabei das Becken weit vordrücken) – und gegengleich im Wechsel.

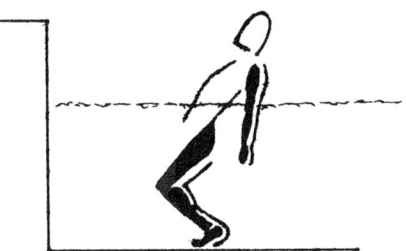

Kräftigung: Bein- und Fußmuskulatur, Straffung der Bauchdecke.
Die zweite Übung bringt eine Schmeidigung der Lendenwirbelsäule.

SPANNBEUGE

Grundstellung (leicht geöffnet), mit dem Rücken zur Wand; der Abstand muß so gewählt werden, daß die gestreckten Beine beim Spannbeugen senkrecht stehen; Ausbreiten der Arme, Griffhöhe der Hände am Beckenrand etwas über Schulterhöhe:

– Spannbeuge im Zehenstand (Vorhochheben des Brustkorbes, ohne das Becken vorzuschieben), dabei einatmen – lange Halte mit langem Ausatmen;
– Senken in den Sohlenstand, dabei ausatmen – wieder langsam hochstrecken, dabei einatmen – lange Halte mit langem Ausatmen – usw.

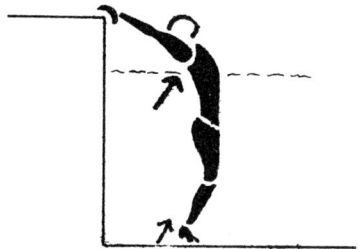

Diese Übung aus der „Schwedischen Gymnastik" ist vor allem wegen der Streckung der Brustwirbelsäule für die Haltung besonders wertvoll;
die Bauchmuskeln müssen straff gespannt sein (Zehenstand!);
weitreichender Einfluß auf die haltenden Muskeln der Wirbelsäule (wichtig für die Formung des Brustkorbes).

WASSERTRETEN

Rückenlage in der Ecke, der Kopf liegt auf dem Wasser; Arme gestreckt, Festhalten der Hände an der Überlaufrinne – der Körper wird in Schwebelage gehalten (bei Wirbelsäulenbeschwerden die beste Ausgangslage):

– Langsames Treten durch Beugen und Strecken der Beine (auch der Füße) nahe der Wasseroberfläche.

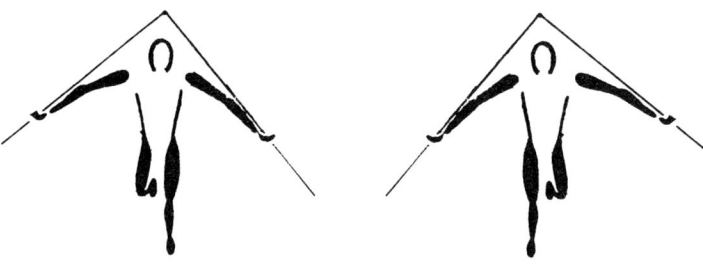

Optimales Entspannen.

WASSERGYMNASTIK IN VERBINDUNG MIT SCHWIMMEN

Unter Wassergymnastik sind alle Bewegungen zu verstehen, die im Wasser ausgeführt werden, der Wassergewöhnung sowie der Körperschulung dienen und zum Erlernen oder Vervollkommnen des Schwimmens (unter Vermeidung von Fehlverhalten) führen.

Der Bogen spannt sich von der Alltagsbewegung (Gehen, Laufen) bis zum Kunststück („Spagat") im Medium Wasser, je nach Fähigkeit und Alter des Übenden.

Bei den gymnastischen Bewegungsabläufen kommt es durch den **Wasserwiderstand** zu einem Intensivierungseffekt (Kräftigung), wobei der ganze Körper miteinbezogen wird; anderseits wird durch den **Wasserauftrieb** bei der Beweglichkeitsschulung (Dehnübungen, Entspannungsübungen, Koordinationsübungen) die Dosierung der Belastung wesentlich erleichtert. Die sich daraus ergebenden Fortschritte in der Gelenkigkeit führen zu individuellen Erfolgserlebnissen und damit zu vermehrter Aktivität.

So schafft die Gymnastik im Wasser als körperbildendes Training – besonders durch Schmeidigung der Hüftgelenke, der Wirbelsäule und des Schultergürtels – die besten Voraussetzungen für „**Vorübungen** mit methodisch-didaktischen Zielsetzungen" als Vorbereitung für das Erlernen und Verbessern des Schwimmens.

Schmeidigung der Gelenke (häufig, aber nicht richtig, als Lockerung bezeichnet) bedeutet: Dehnen, Lösen von Verspannungen, ausgleichendes Kräftigen, damit die optimale Beweglichkeit in einem Gelenk, einem Gelenksystem oder in einer einheitlich wirkenden Kette von Gelenken (Wirbelsäule) im physiologischen Bereich der Muskeln, Sehnen und Bänder erhalten bleibt oder wiederhergestellt wird.

Für einen großen Personenkreis ist die Vorübung gleichbedeutend mit der **Zielübung,** und zwar dann, wenn das Erlernen einer bestimmten Schwimmart nicht möglich ist. Eine solche Zielübung ist etwa der Beinschlag des Kraulens (geradliniger Ablauf mit scharnierförmigem Bewegen der Gelenke), der unabhängig vom Beherrschen des Kraulschwimmens leicht erlernt und geübt werden kann (siehe S. 73–82).

Oder: Das Rückenschwimmen kann durch Übungen in Rückenlage am Beckenrand ersetzt werden. Ebenso sind manche Vorübungen ein „Schwimm-Ersatz" für Personen, deren Kopf – z. B. wegen eines Ohrenleidens – nicht ins Wasser getaucht werden darf.

(Hinweis: „Üben von Teilleistungen", S. 13)

Das große Ziel ist aber, möglichst viele Schwimmarten zu erlernen, um viele Bewegungen in rhythmischer Folge zu erleben und sich die Freude an der Bewegung – am Können – bis ins hohe Alter zu erhalten. Diese für den Haltungs- und Bewegungsapparat, aber auch für ein **mildes Kreislauftraining***) **(das den Kreislauf am längsten elastisch und leistungsfähig erhält)** wohl am besten geeignete Sportart kann so das ganze Leben lang ausgeübt und damit auch genutzt werden.

Als Ausdauerleistung für jedes Alter ist das Schwimmen – bei körpergemäßem, bewegungsmechanisch und -physiologisch richtigem Bewegungsablauf – wegen der guten Dosierbarkeit der Trainingsintensität besonders wertvoll. Es bringt einen optimalen Trainingseffekt bei geringstem Verschleiß und trägt so wesentlich zur Erhaltung der Gesundheit und der gesamten Funktionstüchtigkeit des Menschen bei.

> *Das Schwimmen vermittelt viel biologischen Nutzen. Nahezu alle Organsysteme des Körpers werden aktiviert und trainiert. Schwimmen entwickelt die Vitalkapazität stärker als andere Sportarten. Ein erhöhter Stoffwechsel entsteht bereits durch den Temperaturunterschied von Wasser und Körper.*
> *Entsprechend forciertes Schwimmen ist für jedes Alter ein gutes Ausdauertraining. Herz, Kreislauf und Atmung werden gestärkt. Die Sauerstoff-Aufnahme und -Ausnutzung wird verbessert (aerobes Training).*
> *Schwimmen kräftigt nicht nur unsere Organe und Muskeln. Es durchfeuchtet die Haut und massiert das darunterliegende Bindegewebe.*)*

Schwimmen als Totalbewegung erfaßt den ganzen Menschen, wobei nicht nur das physische Leistungsvermögen, sondern auch die psychische Leistungsbereitschaft, die ein subjektives Bewegungsbedürfnis voraussetzt, für ein intensives und regelmäßiges Training entscheidend ist.

Motivation und Aufklärung müssen deshalb in einer Zeit der Bewegungsarmut und der Bewegungseinseitigkeit dazu beitragen, das Bedürfnis nach Bewegung – nach vernünftiger sportlicher Dauerleistung – zu wecken und zu erhalten.

---

*) Aus: Greiter / Prokop, *Fitneß für moderne Menschen, Seite 124.*

GYMNASTIK, DIE ZU GELÖST ABLAUFENDEN BEWEGUNGEN FÜHRT

Der Grundsatz „Die Bewegungen sollen gelöst ablaufen" bildet die Basis jeder weiteren Aufgabenstellung, um die eingangs beschriebenen Vorteile der Bewegung im Wasser optimal nutzen zu können, wobei vor allem im warmen Wasser die Muskulatur entspannt und gedehnt wird.

Das Ziel dieser Gymnastik – in Verbindung mit Schwimmen – muß daher in erster Linie die Schulung der gelöst ablaufenden Bewegung sein. Wie soll das geschehen?

Bei Einzelübungen sollte auf jede Kräftigungs- eine Dehnungsübung (Spannung – Entspannung) oder eine Schüttelbewegung folgen.

Vor jeder körperlichen Leistung, vor jedem Üben – besonders, wenn Muskelverkürzungen/Muskelverspannungen bestehen – ist ein „vorbereitendes Dehnen" nach ausgiebigem Aufwärmen zu empfehlen bzw. in manchen Fällen unbedingt notwendig.

Dabei soll es durch langsames Bewegen (Ziehen, Rückziehen, Tiefsenken, Tiefdrücken, Hochrecken, Sich-Strecken) zu einem möglichst schmerzfreien Dehnen kommen, indem das lange, kräftige Ausatmen – wenn möglich ins Wasser – zeitmäßig mit der Dehnposition (Halten der Dehnspannung) zusammenfällt.

Durch die starke Betonung des Ausatmens kommt es zusätzlich zu einer Steigerung der Atmungstiefe (bei freiem, gleichmäßigen Atmen), die ja stets angestrebt werden sollte.

Physiologisch besonders günstig ist die Kombination von Kräftigung und Dehnung in einem Bewegungsablauf, da der Wechsel von Spannung und Entspannung zum Ausgleich und damit zu größerer Beweglichkeit (Geschmeidigkeit) führt. Auch die Durchblutung der betreffenden Muskelgruppen wird dadurch stark verbessert.

Die Ausführungsweise einer Übung kann, was den straffen oder gelösten Ablauf der Bewegung betrifft, maßgeblich davon beeinflußt werden, ob sie schnell oder langsam ausgeführt wird. Bei langsamer Ausführung (mit geringer Muskelspannung) ist man in der Lage, den betreffenden Körperteil gelöst zu halten, während eine schnelle Bewegung straff (mit mehr Muskelspannung) abläuft.

Schnelle, ruckhafte Bewegungen, die mit großer Beschleunigung ablaufen – wie dies bei Stößen der Fall ist –, können nur aus einem großen Spannungszustand der Muskeln angesetzt werden. Sie sind daher in der Wasser-Gymnastik und vor allem beim Schwimmen zu vermeiden.

Auch die Größe der Bewegung, die Schwingungsweite – beim Kraulbein-
tempo die Schlagweite (siehe S. 77) –, spielt bei gelöst oder straff ausgeführ-
ten Bewegungen eine große Rolle.

Hier kann ein Betreuer durch Vorzeigen und Mitmachen der Bewegung
eine wirkungsvolle Hilfe geben. Besonders mit der akustisch-rhythmischen
Bewegungsbegleitung – vor allem durch Musik – kann er den zeitlichen
Ablauf und damit die Spannungsintensität beeinflussen.

Besonders ausgeprägt – mit dem Vorteil der gut kontrollierbaren Bewe-
gungssteuerung durch den Übenden – ist der Spannungswechsel bei Bewegungen, die aus einer Vorbereitungsphase (Ausholbewegung) und einer
Hauptphase (Hauptbewegung) bestehen. (Das Ausklingen der Bewegung erfolgt in der Endphase; beim Schwimmen ist dies der Übergang zur Gleitphase.) Hier kann schon beim Erlernen, aber auch beim Perfektionieren darauf
geachtet werden, daß die Vorbereitung langsam und mit geringer Muskeltä-
tigkeit, also gelöst, abläuft, die Hauptbewegung dagegen schneller, daher
straff. Dabei kommt es beim fließenden Übergang aus einer Vorspannung
durch Abbremsen der Ausholbewegung zu einer erhöhten Anfangsspannung
am Beginn der Hauptbewegung (Druck der Fußsohlen gegen den Wasserwiderstand) und dadurch zu einer leichten Steigerung des Tempos. Dies ist z. B.
beim Üben des Beintempos für das Brust- und Rückenschwimmen der Fall
(Abbildung siehe S. 122).

Besonders ökonomisch, rhythmisch und gelöst, deshalb leicht und kraft-
sparend auszuführen, sind Hin- und Herbewegungen in mittlerer Geschwindigkeit und in mittleren Bewegungsbereichen der Gelenke. Von diesem elastischen Bewegungsverhalten wird der Fluß der Bewegung weitgehend bestimmt, wie dies z. B. beim Beintempo des Kraulens deutlich wird (siehe
S. 97, 99).

Beim Schwimmen trägt besonders der Wechsel von gut dosierter Spannung
und Entspannung zu einer gelösten Bewegung bei. Damit wird die Voraussetzung für das Halten eines weitgehend konstanten Rhythmus geschaffen, was
wiederum den für die Dauerleistung so wichtigen ökonomischen Bewegungsablauf sichert. Von eminenter Bedeutung ist dabei die richtige Atemtechnik,
die das zeitliche Verhältnis zwischen Anspannung (Arbeitsphase) und Entspannung (Erholungsphase) bestimmt. Beim Brustschwimmen kann und soll
die Gleitphase, die ohne Auftriebs- und Fortbewegungsaktivitäten (lediglich
Stabilisierung der Körperlage) abläuft und zu einer optimalen Entspannung
führt, möglichst lange ausgedehnt werden (siehe „Schwimmen als Therapie",
S. 134).

ÜBUNGSPROGRAMM

In erster Linie sollen von den Übungen der Wasser-Gymnastik alle jene angesprochen werden, die etwas für ihre Gesundheit tun wollen. Ihnen soll hier eine Hilfe zur Selbsthilfe gegeben werden.

Für Eltern und Großeltern sei auf die Möglichkeit verwiesen – ja, es ergeht sogar an sie die Aufforderung –, im Rahmen des Familiensports gemeinsam mit den Kindern oder Enkelkindern in fröhlicher Partnerschaft das Übungsprogramm zu absolvieren.

Die Übungsbeispiele sind meist Varianten der „Zehn Übungen für ein regelmäßiges Gymnastikprogramm im Wasser" (S. 24 ff.), die mit deutlichen Illustrationen versehen sind.

Aufbau der Übungseinheiten

Aufwärmen durch warmes Duschen und Einbewegen durch erwärmende Übungen außerhalb des Wassers.

Wassergewöhnung
Atemübungen
Kräftigung, Dehnung, Schmeidigung
Gleichgewicht
Vorübungen
Schwimmen

Methodisch-didaktische Hinweise

Sollte am Beginn der Übungseinheit ein „vorbereitendes Dehnen" (siehe S. 31) notwendig sein, ist unbedingt darauf zu achten, daß der Körper durch kräftiges Erwärmen darauf vorbereitet wird. Die Übungen für den Kraulbeinschlag finden sich bei den Übungseinheiten mit Zielrichtung Rücken- bzw. Brustkraulen, sollen aber in der Praxis Bestandteil *jeder* Übungseinheit sein; denn sie können ohne weiters von allem Anfang an erlernt werden.

Ebenso wichtig ist es, daß jede Übungseinheit Rückenlage-Übungen enthält, besonders für jene, die aus irgendwelchen Gründen nicht rückenschwimmen können.

Im übrigen sei darauf hingewiesen, daß die nachstehend angeführten Übungseinheiten kein starres Schema darstellen, sondern je nach Erfordernis die einzelnen Übungen der Wasser-Gymnastik frei gewählt werden können.

Für die Lehrer- und Schwimmbetreuerausbildung sei dieser Vorschlag, der auf langjähriger Erfahrung basiert, als Modell empfohlen.

Hinweise für die Praxis

Wassertiefe: zirka 50 cm bis 140 cm
Wassertemperatur: 26° bis 30° C
Rutschfester Boden!

Beschreibung der Ausgangslage für Übungen in Rückenlage am Beckenrand:

Arme ausgebreitet, Unterarme an der Überlaufrinne (Haltestange), die Hände umgreifen den Rand der Rinne (die Stange), der Kopf lehnt sich an der Rinne (Stange) an. (Diese günstige Ausgangslage kann je nach Aufgabenstellung und Körperform des Übenden individuell abgeändert werden.)

Bei den einzelnen Übungseinheiten lautet die Bezeichnung der Ausgangslage jeweils kurz: „Rückenlage, Beckenrand."

In der Ecke kommt zu der oben beschriebenen Ausgangslage eine Variante hinzu, die es dem Übenden ermöglicht, den ganzen Körper frei im Wasser zu halten (Abbildung siehe S. 127):

Bei gestreckten Armen umgreifen die Hände den Rand der Rinne (die Stange), wodurch der Körper in Schwebelage gehalten wird; der Kopf liegt auf dem Wasser (für Wirbelsäulengeschädigte wohl die beste Ausgangslage).

Bei den einzelnen Übungseinheiten lautet die Bezeichnung dieser Ausgangslage jeweils kurz: „Rückenlage, Ecke."

Im Gruppenbetrieb sind natürlich die vier Ecken des Schwimmbeckens zu wenig. Es wird daher zusätzlich folgende Aufstellungsform vorgeschlagen, die ein Üben in Rückenlage (Schwebelage) unter denselben günstigen Bedingungen wie in der Ecke zuläßt:

Stirnkreis (Gesicht zur Mitte gerichtet) mit Händefassen; 8, 10 oder 12 Personen:

● Abzählen zu zweien (1, 2, 1, 2, . . .) – alle „1er" legen sich zum Üben rücklings auf das Wasser – dann wird gewechselt, und es üben die „2er".

Diese Aufstellungsform des „Wasser-Balletts" ermöglicht es, alle Rückenlage-Übungen auszuführen. Abzuraten ist dagegen von einem Üben in Bauchlage (wegen der Gefahr von Hohlnacken- und Hohlkreuzbildung).

Partnerübungen

Das partnerschaftliche Üben im Wasser ist hauptsächlich auf das Helfen und Sichern ausgerichtet (z. B. Gleitziehen, Gleitschieben).

Einen „Partner" ganz besonderer Art stellt das Schwimmbrett dar. Wie effektiv das mit gestreckten Armen an der Wasseroberfläche mitgeführte Brett z. B. bei Tanzbewegungen eingesetzt werden kann, ist aus den Ausführungen einer körperbehinderten Dame auf S. 23 ersichtlich.

Spiele mit dem Ball

In der Praxis hat sich eine Spielform (mit Varianten) bewährt, die bei jung und alt beliebt ist und kaum eine Verletzungsgefahr in sich birgt:

- **Freie Aufstellung, nicht zu nah am Beckenrand!**
  Ein leichter großer Wasserball – bzw. ein oder mehrere Luftballons – wird von den Teilnehmern abwechselnd mit flacher Hand (oder mit beiden Händen) nach oben gespielt (= geschlagen), so daß der Ball ständig in der Luft ist, also die Wasseroberfläche nicht berührt (ähnlich wie bei Volleyball).

- Das Spiel ist auch in **Kreisaufstellung** möglich; dabei sollte jeweils ein Mittelspieler angespielt werden.

- **Zwei Mannschaften spielen mit Punktewertung gegeneinander,** und zwar über eine Abgrenzungslinie, wie sie zur Markierung der Schwimmbahnen verwendet wird (Sicherheitsleine mit eng aneinandergereihten Schwimmkörpern). Auch hier gilt, daß der Ball nach oben geschlagen wird, besonders beim Abspiel ins gegnerische Feld. Nach jedem Fehlerpunkt (Wasserberührung des Balls) erfolgt die Angabe durch die Gegenmannschaft.

- „Wasser-Volleyball" mit einer über das Wasser gespannten Gummischnur, die je nach Alter und Können der Teilnehmer verschieden hoch befestigt wird. Bei diesem Spiel sind auch „Schmetterbälle" erlaubt.

- Auch **„Ball über die Schnur"** (mit Fangen des Balls) kann in dieser Form gespielt werden. Jene Mannschaft, in deren Spielfeld der Ball ins Wasser fällt, erhält einen Fehlerpunkt.

1. ÜBUNGSEINHEIT

Zielrichtung: Brustschwimmen

Wassergewöhnung
- **Gehen entlang der Beckenwand;** die Arme werden unterstützend in die Bewegung einbezogen.

Durch die ständige Änderung der Wassertiefe ändert sich die Einwirkung des Wassers auf den Körper.

Wassergewöhnungsübungen für Kinder
- Laufen auf der Stelle mit gestreckten Beinen, dabei vor- und zurückneigen im Wechsel.
- Vorwärtshüpfen auf einem Bein (über eine Breite des Schwimmbeckens); wenden und auf dem anderen Bein zurückhüpfen (der Ausgleich mit den Armen ist dabei besonders wichtig).
- Schwimmen wie eine Qualle: Einatmen – tiefe Kniebeuge (Kauerstellung) – Vorbeugen (untertauchen), Kopf auf die Knie, die Unterschenkel umfassen – das Wasser hebt den vollgeatmeten Körper an die Oberfläche (Hockschwebe).

Atemübungen

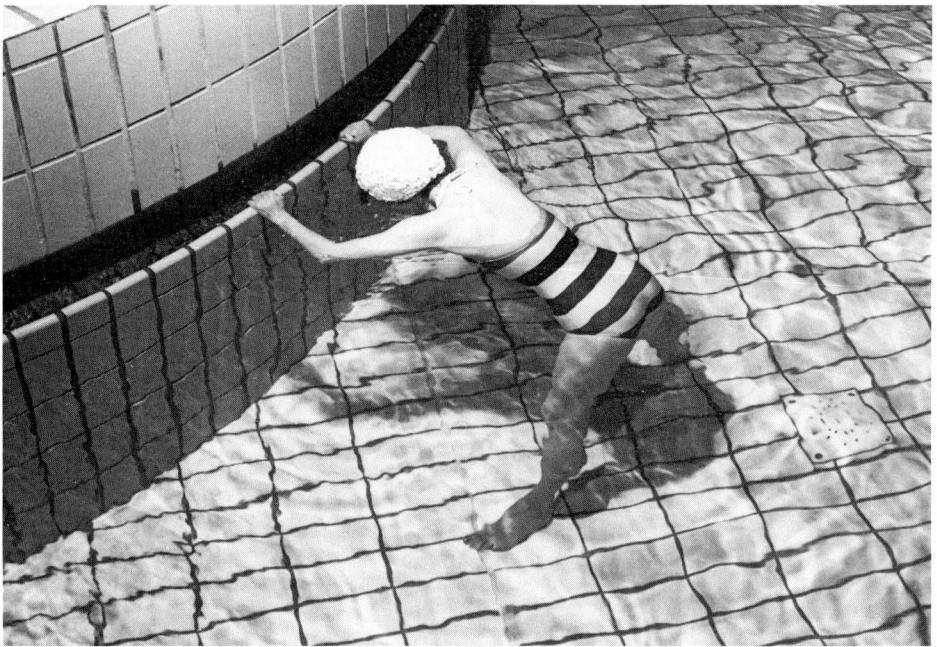

GRÄTSCHWINKELSTAND (je nach Wassertiefe eng oder weit), eine Armlänge vor der Beckenwand; Festhalten an der Überlaufrinne (in Schulterbreite):
- Einatmen durch den Mund – Ausatmen durch Mund und Nase ins Wasser; die Arme ziehen dabei den Oberkörper leicht nach vorne, das Gesicht gleitet durchs Wasser – beim folgenden Einatmen über Wasser wieder in die Ausgangsstellung zurückkehren.

Anzustreben sind:
- kurzes, intensives Einatmen knapp über dem Wasser;
- langes, kräftiges Ausatmen ins Wasser, beginnend mit dem Senken des Kopfes kurz vor dem Eintauchen des Gesichts. Das kontinuierliche Ausatmen soll sich beim Anheben des Kopfes verstärken – Mund und Nase kommen dabei über die Wasserlinie –, um Wassertropfen, die über das Gesicht fließen, vor dem Einatmen wegblasen zu können (nach dem Auftauchen nicht die Augen auswischen!).

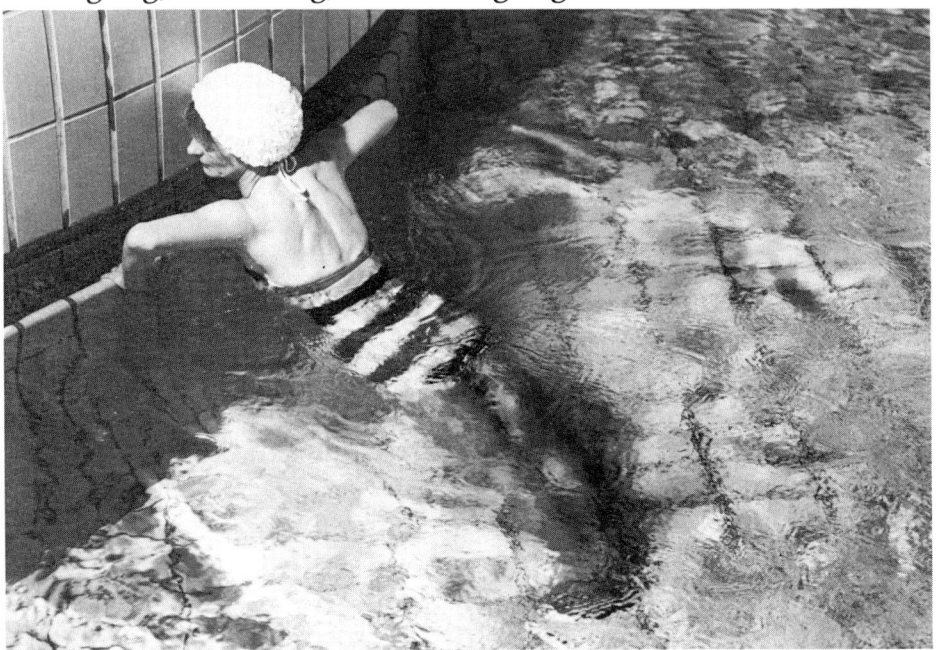

ENGER SEITGRÄTSCHSTAND, eine Armlänge vor der Beckenwand; Festhalten an der Rinne (in Schulterbreite):
- Den gestreckten Körper zum Rand ziehen – durch kräftiges Abdrücken der Hände (siehe Foto) zum freien Stand kommen (der Körper bleibt dabei vollkommen gestreckt) – die Hände ergreifen wieder die Rinne – usw.

Kräftigung, Dehnung, Schmeidigung

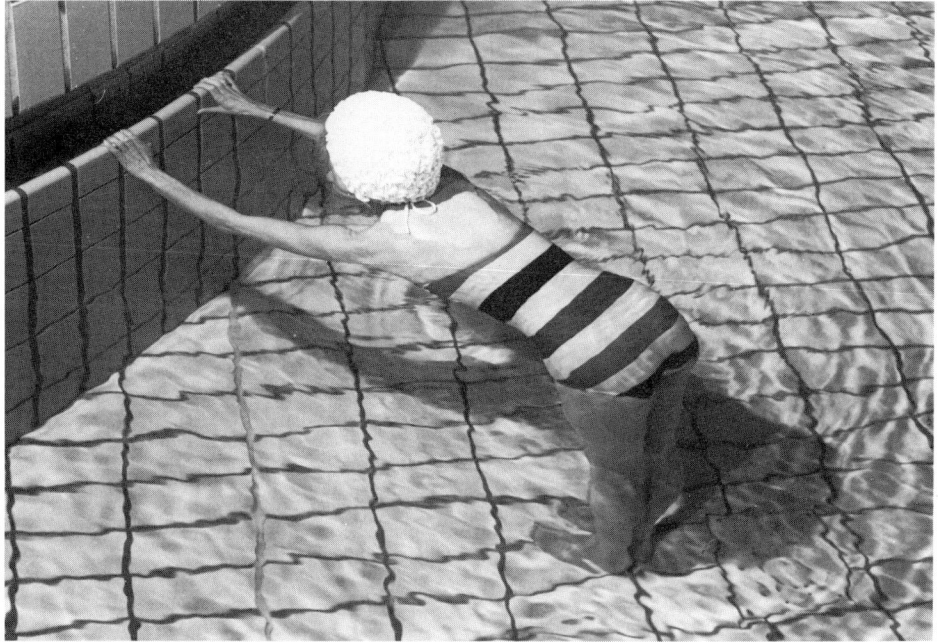

WINKELSTAND eine Armlänge vor der Beckenwand; Festhalten an der Rinne (in Schulterbreite):
– Tiefdrücken von Brust und Schultern, dabei langes und kräftiges Ausatmen ins Wasser.

Das Dehnen der Schulter- und Brustmuskulatur ist für die Gleitphase beim Brustschwimmen besonders wichtig (siehe S. 134).

SCHLUSSSTELLUNG (Füße parallel und geschlossen):
– Nur mit der Kraft der Zehen (durch Beugen und Strecken) die Füße und damit den Körper vorwärts ziehen;
– Beine und Füße ausschütteln.

RÜCKENLAGE, BECKENRAND:
– Strampeln,
– Treten,
– fließender Übergang vom Strampeln zum Treten.

Das Strampeln und Treten sollte in keiner Übungseinheit fehlen; es ist als Lösungsübung für Beine und Füße besonders gut geeignet (geradliniger Bewegungsablauf = gelenkschonend).

Kräftigung, Dehnung, Schmeidigung

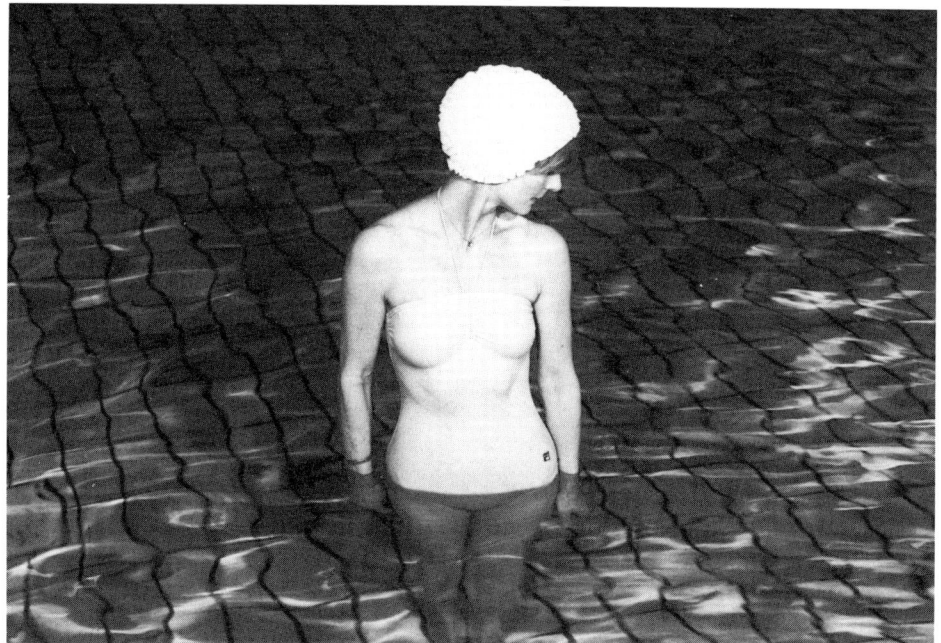

GRUNDSTELLUNG:
- Den Kopf nach links drehen und nicken,
- dasselbe nach rechts.

■ *Schmeidigung der Halswirbelsäule.*

Gleichgewicht

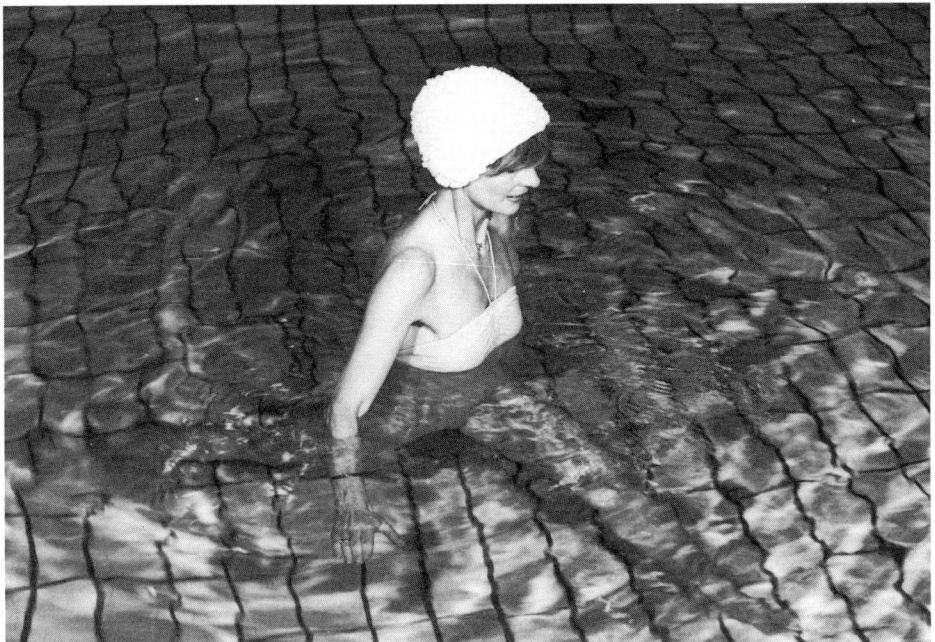

WEITE SCHRITTSTELLUNG im hüfttiefen Wasser:
– Schrittwechsel an Ort und Stelle; dabei drücken Hände und Unterarme gegen das Wasser, gleichen so die kurze Schwebesituation aus und ermöglichen damit das gleichzeitige Abheben der Füße vom Boden.

■ *Sensibilisieren der Handflächen für den Wasserwiderstand (siehe auch S. 132).*

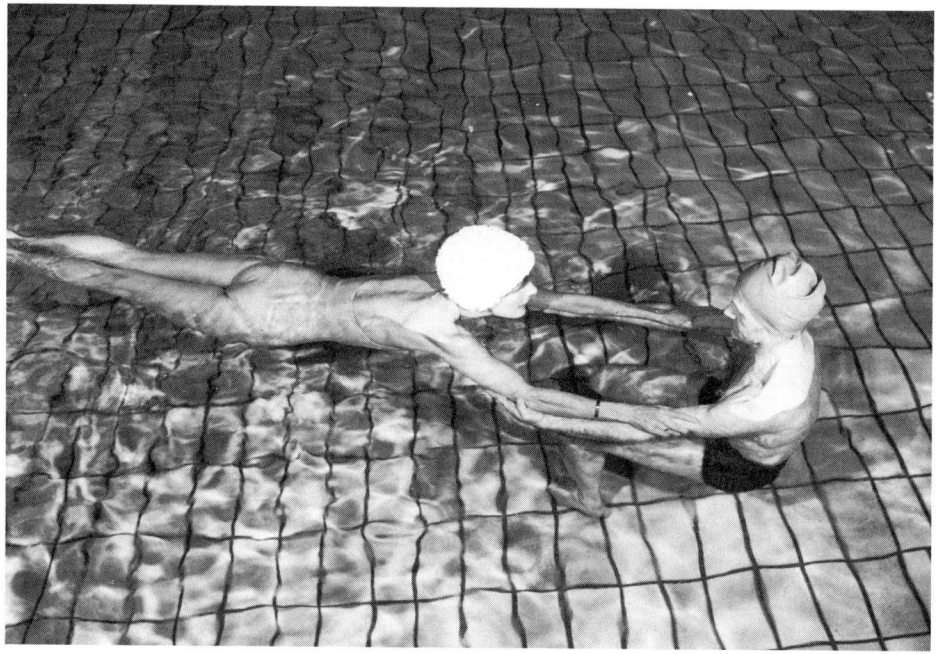

– **GLEITZIEHEN IN BAUCHLAGE** (Partnerübung)
Die gestreckten Arme des Gezogenen sind in ihrer ganzen Länge unter Wasser.

Vorübungen

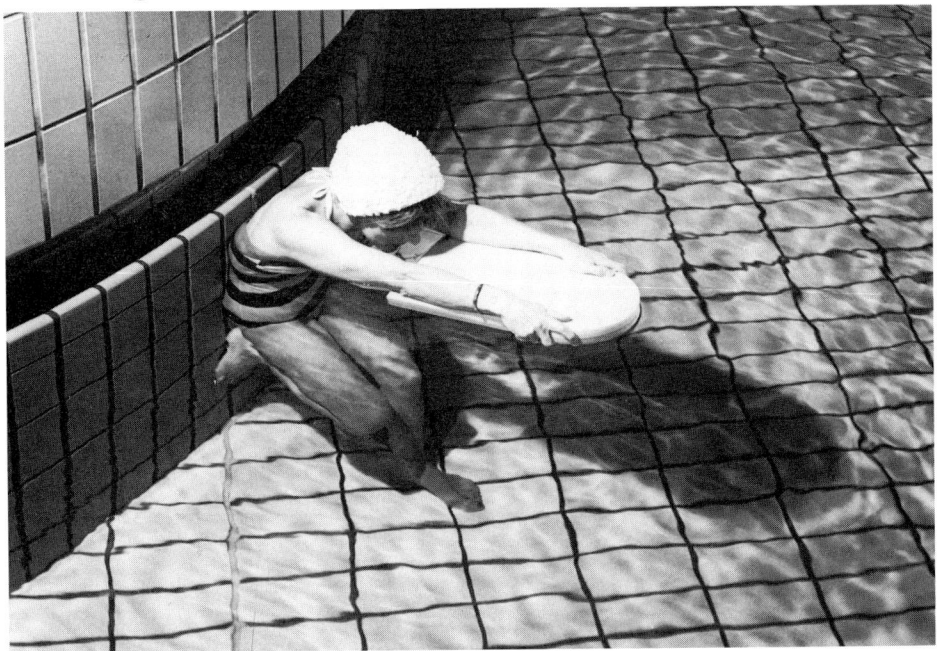

AUSGANGSSTELLUNG für das Abstoßen zum Gleiten mit dem Schwimmbrett:

Rücken dicht an der Beckenwand; bei gestreckten Armen liegt das Brett auf der Wasseroberfläche (Griff an den oberen Ecken, die Unterarme liegen auf dem Brett); Vorsenken des Kopfes, bis das Kinn den Wasserspiegel berührt; einen Fuß etwa in Kniehöhe mit der Sohle an der Beckenwand abstemmen.

– Abstoß von der Beckenwand und Gleiten; dabei durch Senken des Kopfes (schon beim Abstoß ausatmen, vor dem Eintauchen des Gesichts beginnend) die Beine nahe an die Wasseroberfläche bringen; anschließend Kopf und Oberkörper rasch anheben (einatmen), die Beine absinken lassen, anhocken und aufstehen.
– Das Gleiten immer länger ausdehnen

▌*Beim Abstoßen und anschließenden Gleiten nicht das Brett tiefdrücken, sondern die Schultern (siehe auch S. 135).*

Vorübungen

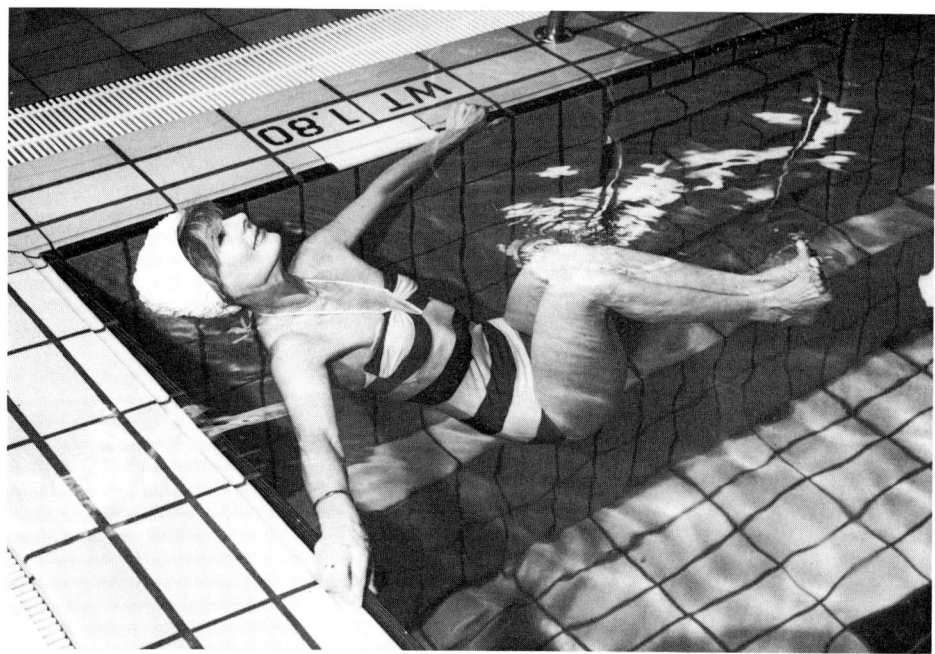

RÜCKENLAGE, ECKE:
– Die Beine geschlossen anziehen und beim Strecken das Wasser mit den
Fußsohlen wegschieben
(Sohlendruck für die Schubgrätsche, siehe auch S. 120).

*Der Übergang vom Beugen zum Strecken soll fließend sein; sodann wird das
Tempo leicht gesteigert.*

Schwimmen

Die richtige Atmung und die damit verbundene richtige Schwimmlage besonders beachten.

2. ÜBUNGSEINHEIT

Zielrichtung: Brustschwimmen

Wassergewöhnung

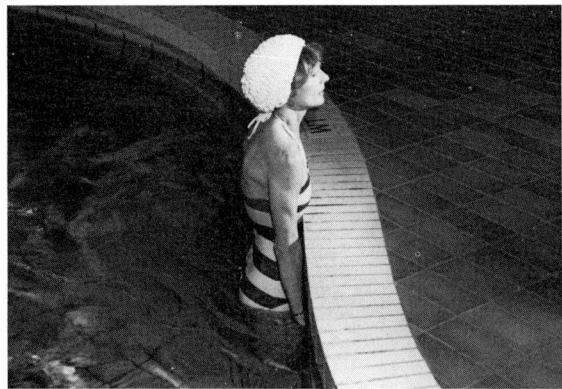

GRUNDSTELLUNG (leicht geöffnet); Festhalten der Hände an der Rinne in Schulterbreite:
- Fersen heben und senken – schneller werden und übergehen in ein Fußwippen – Übergehen in ein leichtes Hüpfen, das schließlich in ein leicht angedeutetes Stützspringen übergehen soll.
- Ausschütteln der Beine.
  Beim Absprung einatmen, beim Aufsprung ausatmen.

Auf gleichmäßiges intensives Atmen und auf Elastizität der Bewegung (Abbremsen und Zurückfedern des Körpers) ist zu achten.

Wassergewöhnungsübungen für Kinder
- Gehen im knie- bis hüfttiefen Wasser, dabei über den Wasserspiegel steigen;
- Schrittwechselhüpfen, die Arme schwingen zu den Beinen gegengleich – ohne Unterbrechung übergehen in gleichgerichtetes Schwingen der Arme (ähnlich wie „Paßgang");
- Rolle vorwärts.

Atemübung

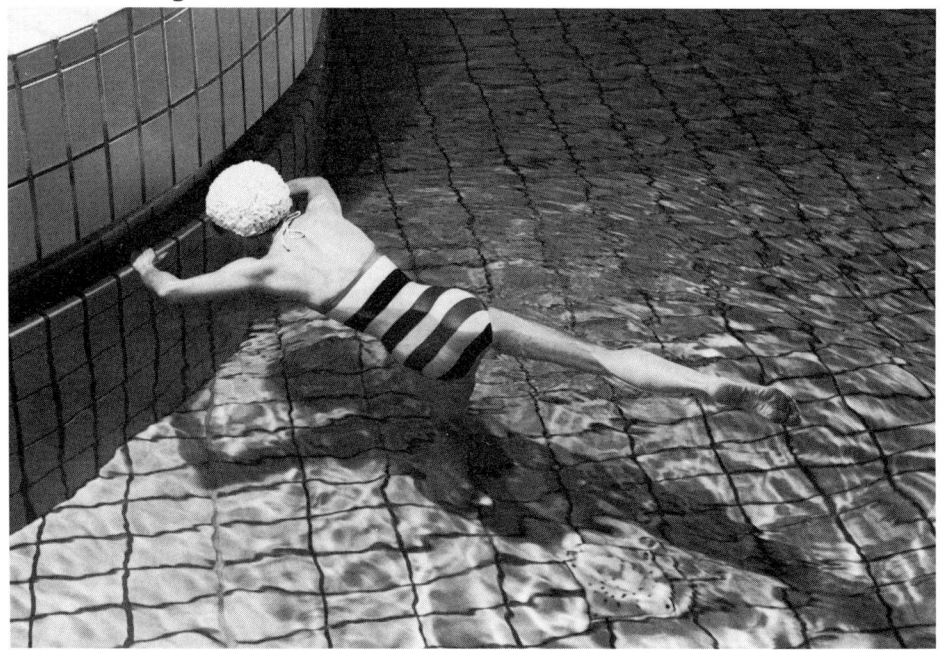

STANDWAAGE VORLINGS; Festhalten an der Rinne (in Schulterbreite):
– Beim Ausatmen ins Wasser (leichtes Vorziehen und Senken des Oberkörpers) wird das Bein knapp über den Wasserspiegel gehoben – beim Einatmen (Zurückdrücken und leichtes Heben des Oberkörpers) wird das Bein
wieder unter den Wasserspiegel gesenkt – auch das Standbein wird dabei
leicht gebeugt und wieder gestreckt.

Die statische Übung der Standwaage wird damit zu einer rhythmischen Bewegung, die durch die Atmung geführt wird.

Kräftigung, Dehnung, Schmeidigung

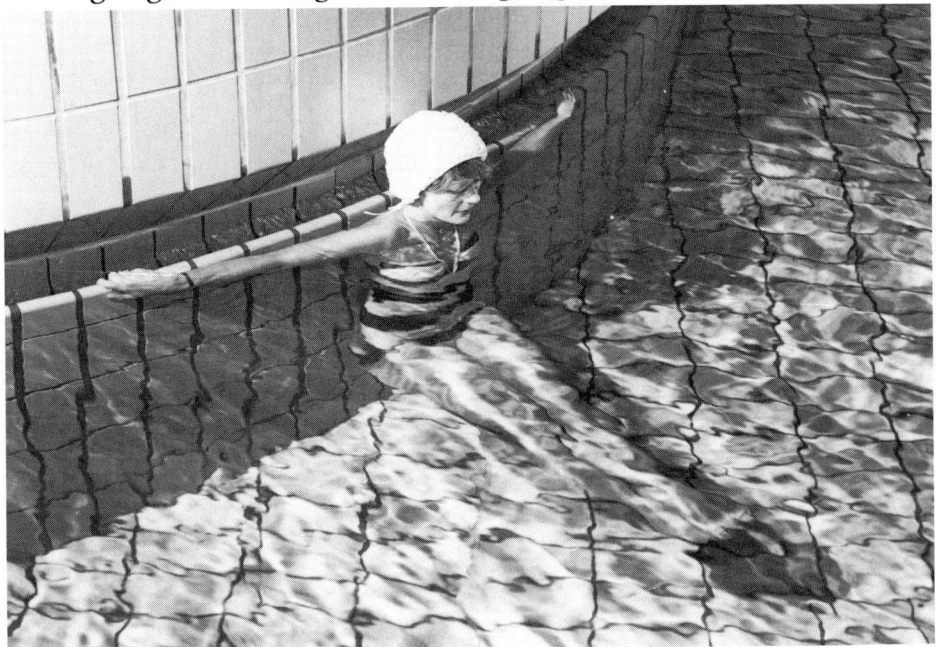

HANGSTAND RÜCKLINGS; Rücken und Schultern an der Beckenwand, Arme ausgebreitet, Festhalten der Hände an der Rinne; Beine schräg nach vorne auf den Boden gestellt:
– Die gestreckten Beine langsam heben und senken,
– schnelles Heben und Senken der Beine,
– langsames Heben der Beine, bis die Zehen (Füße) über Wasser sind.

Einatmen: Heben – Ausatmen: Senken,
frei und gleichmäßig atmen,
der Rücken bleibt an der Wand.

Kräftigung, Dehnung, Schmeidigung

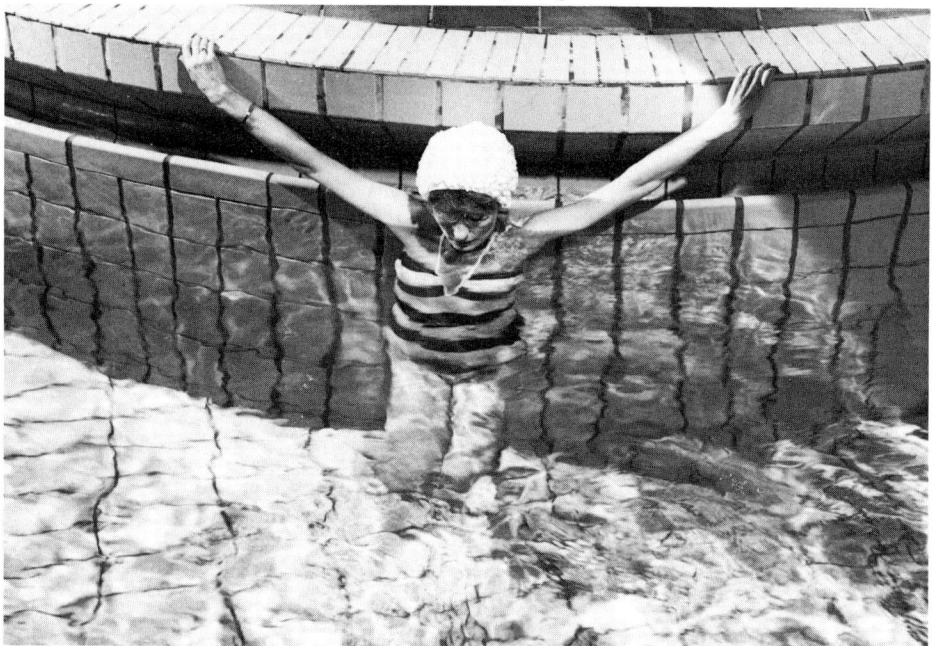

GRUNDSTELLUNG; Rücken zur Wand, Arme ausgebreitet, Festhalten der Hände am Beckenrand:
– Durch Beugen der Beine langsames tiefes Absenken des Körpers – Halten der Dehnspannung (dabei langes, kräftiges Ausatmen).
■ *Übungen im Streckhang sind für die Haltung besonders wichtig.*

RÜCKENLAGE, BECKENRAND:
– Die Beine weit grätschen und schließen (langsam),
– enges Grätschen und Schließen (schnell),
– zur Entspannung: Strampeln oder leichtes Treten.

GRUNDSTELLUNG:
– Den Kopf maximal nach vorne beugen und nach links und rechts drehen.
■ *Schmeidigung der Halswirbelsäule*

Gleichgewicht

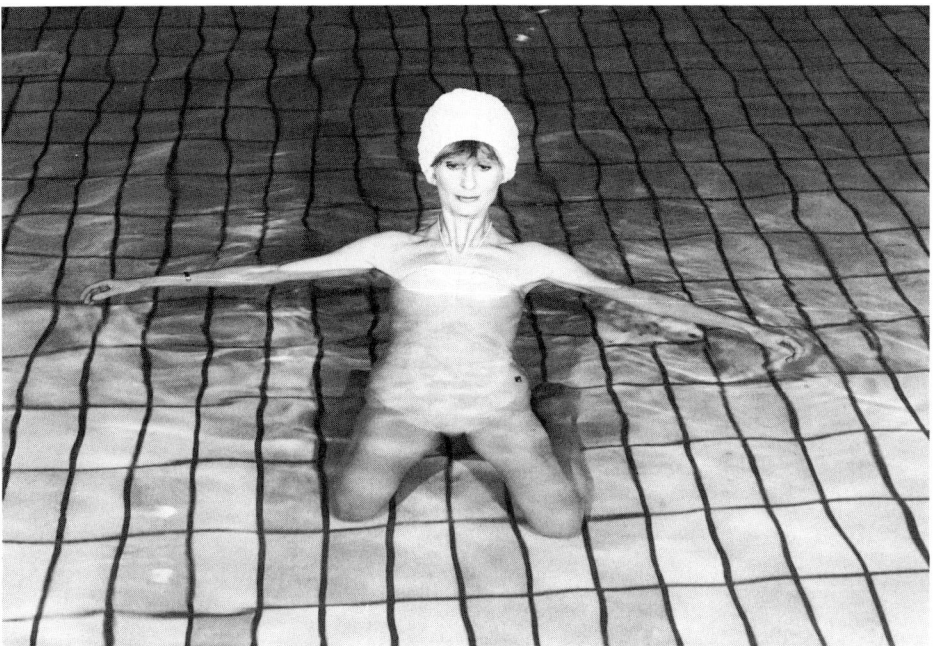

LEICHTER GRÄTSCHSTAND:
– mit gestreckten Hüften (Vorschieben des Beckens) in den Kniestand senken – anschließend mit gestreckten Hüften in den Stand erheben.
Arme und Hände werden unterstützend in die Bewegung einbezogen.

Vorübungen

GLEITEN OHNE SCHWIMMBRETT:
– Abstoß von der Beckenwand zu einem langen Gleiten, dabei den Kopf tief senken (Gesicht im Wasser – ausatmen) – gegen Ende des Gleitens den Kopf und den Oberkörper rasch anheben (einatmen); dadurch sinken die Beine ab, werden rasch unter dem Körper angehockt und die Füße auf den Boden gestellt. Die Arme, vor allem die Hände, stabilisieren beim Gleiten; aus dieser feinabgestimmten Bewegung breiten sich beim Aufrichten die Arme etwas aus und bleiben dabei im Wasser.

Das Aufrichten in den Stand erfolgt also aus der Bewegung und nicht aus dem Stillstand (Schwebelage nach dem Gleiten) (siehe auch S. 132 / veränderte Körperproportionen im Alter).

Beintempo

Am Beckenrand erfolgt das Üben des Beintempos für das Brustschwimmen in Rückenlage, weil es dem Beintempo des Rückenschwimmens gleicht und der Übende den Bewegungsablauf genau verfolgen kann. Außerdem würde beim Üben in Brustlage (am Beckenrand) der Vortrieb der Beine zu einem Beugen der Arme und damit zur Hohlnackenbildung führen.

Die genaue Beschreibung des Bewegungsablaufs mit Illustrationen und technisch-methodischen Hinweisen finden Sie auf den Seiten 121 f.

Vorübungen

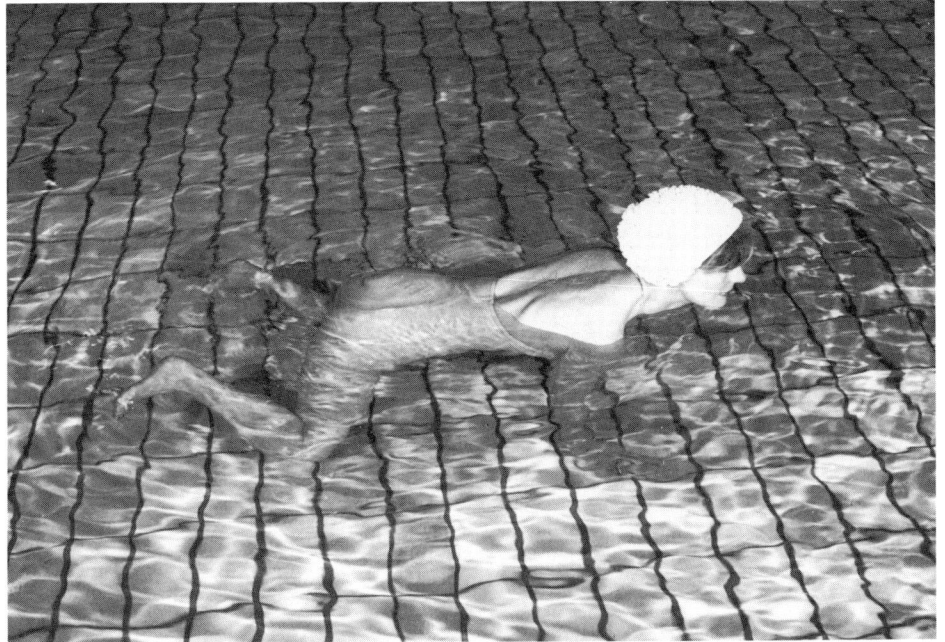

LIEGESTÜTZ VORLINGS (eigentlich Schwebestütz); knietiefes Wasser oder Stiege:
– Üben des Beintempos.

■ *Der Übungsleiter kann dabei die Beine führen.*

GLEITEN MIT DEM SCHWIMMBRETT:
– Abstoßen beim Ausatmen – während des Gleitens ein Beintempo ausführen und anschließend weitergleiten;
– die Zahl der Tempi steigern und die Atmung einbeziehen: Beim Heben des Kopfes und Anziehen der Beine einatmen, beim Senken des Kopfes und Strecken der Beine (Schubgrätsche) ausatmen.

Schwimmen

Beachtung des richtigen Beintempos!

3. ÜBUNGSEINHEIT

Zielrichtung: Brustschwimmen

Wassergewöhnung

- **GEHEN ENTLANG DER BECKENWAND,** im brusttiefen Wasser beginnend; dabei wird mit waagrecht ausgestreckten Armen das Schwimmbrett an der Wasseroberfläche geführt. Diese Brettführung wird beibehalten, so daß im niedrigeren Wasser ein Kauergang (Gehen in Hockstellung) erforderlich wird.

Günstig ist ein möglichst häufiger Wechsel von brusttiefem und hüfttiefem Wasser.

Wassergewöhnungsübungen für Kinder
- Kauerstellung (Hockstellung) – das Schwimmbrett mit gestreckten Armen an der Wasseroberfläche führen – abspringen zu einem kurzen Gleiten – Beine wieder anhocken – wieder abspringen zum Gleiten – usw. in ununterbrochener Folge (fließender Bewegungsablauf).
- Das Brett seitlich fassen und tiefdrücken – Hocksprung durch die Arme über das Brett.
- Eskimorolle, dabei wird das Brett an die Brust gepreßt.

Atemübung

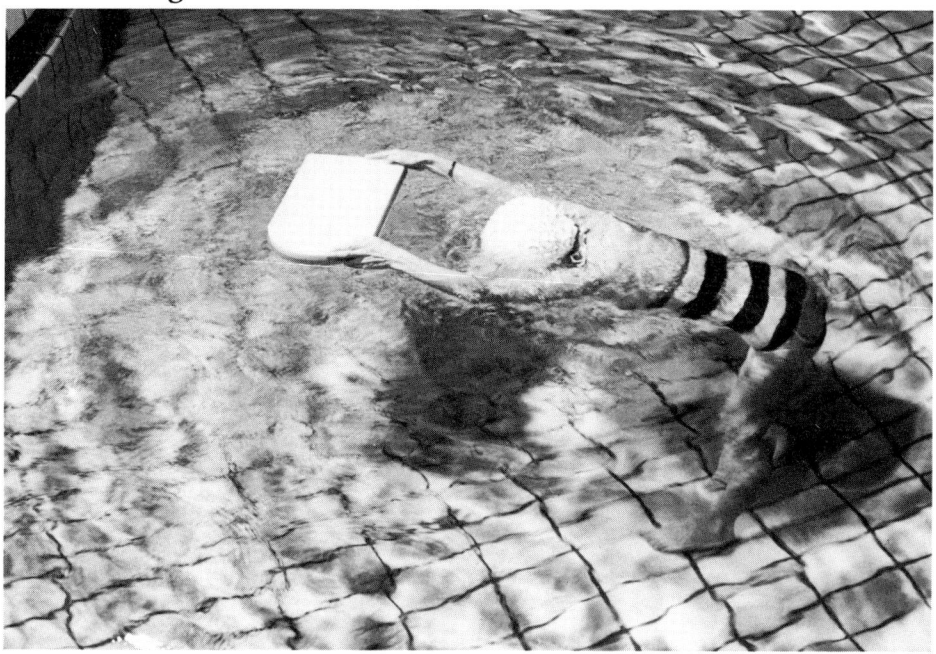

SEITGRÄTSCHSTAND (je nach Wassertiefe eng oder weit):
– Vorsenken des Rumpfes (Grätschwinkelstand), die gestreckten Arme halten das Schwimmbrett wie beim Gleiten – den Kopf zum kurzen, intensiven Einatmen leicht anheben (Mund knapp über der Wasserlinie) – anschließend langes, immer kräftiger werdendes Ausatmen im Wasser (Kopf ganz ins Wasser senken)

■ *Das Brett weder beim Einatmen noch beim Ausatmen tiefdrücken.*

Kräftigung, Dehnung, Schmeidigung

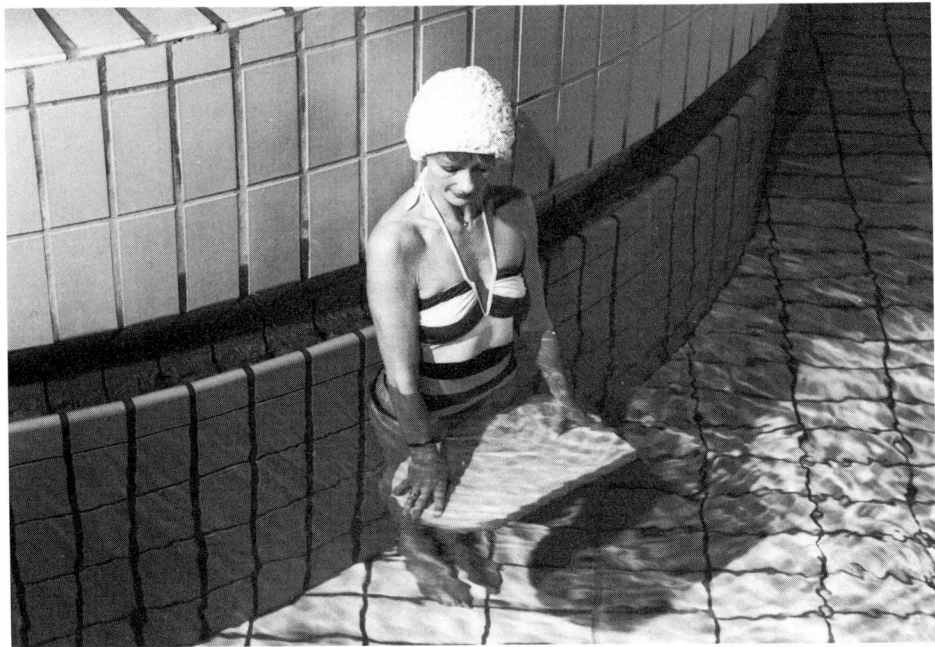

GRUNDSTELLUNG, Rücken an der Wand (brusttiefes Wasser); mit beiden Händen das Schwimmbrett in der Mitte der Breitseite halten:
– Bei aufrechtem Körper das Brett durch vollkommenes Strecken der Arme dicht am Körper entlang unter das Wasser drücken (ausatmen) – das ruhig geführte Brett wieder an die Oberfläche auftauchen lassen (einatmen) – usw.
■ *Wechseldruckbelastung (Seite 123).*

GRUNDSTELLUNG (leicht geöffnet); die Handflächen liegen auf dem quergerichteten Schwimmbrett, das beim Seitbewegen mitgeführt wird:
– Seitbewegen: Fersenheben – Zehenstand mit Drehung – Senken – Zehenheben – Fersenstand mit Drehung – Senken – Fersenheben – usw.,
– Beine ausschütteln.
■ *Kräftigung der Fußmuskulatur*

RÜCKENLAGE, BECKENRAND:
– Die gestreckten Beine wechselweise überkreuzen.

GRUNDSTELLUNG:
– Das Kinn maximal nach vorne schieben und zurückziehen.
■ *Schmeidigung der Halswirbelsäule.*

Gleichgewicht

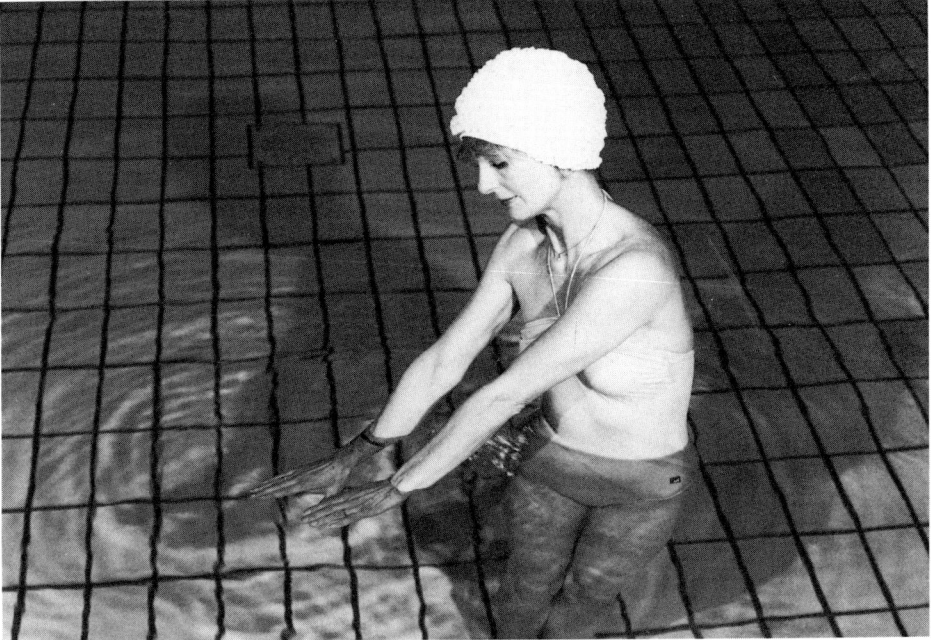

GRUNDSTELLUNG:
– Trichterkreisen mit gestrecktem Körper, die Fußsohlen bleiben fest auf dem Boden; der dabei fortlaufend provozierte Verlust des Gleichgewichts wird durch stabilisierende Arm- und Handbewegungen ausgeglichen.

■ *Sensibilisieren der Handflächen für den Wasserwiderstand.*

Vorübungen

Armtempo:

GRÄTSCHWINKELSTAND (hüfttiefes Wasser), das Kinn ist im Wasser (kein Hohlnacken!); die Arme sind vorgestreckt (eine Handbreite unter Wasser), die Handflächen der nebeneinanderliegenden Hände zeigen nach unten:
- Mit dem Auseinanderführen der Arme (Einatmen) beginnt die Zugphase; dabei werden die Handflächen etwas nach außen gedreht, leicht gewölbt und das Handgelenk ein wenig gebeugt – die Arme werden seitlich-abwärts rückwärtsgezogen und allmählich in den Ellbogen gebeugt – wenn die Arme etwa in Schulterhöhe sind, geht die Zugphase in die Druckphase über, wobei sich Unterarme und Hände der Körperachse nähern – beim anschließenden zügigen Vorbringen der Arme (Ausatmen) zeigen die nebeneinanderliegenden Handflächen nach unten.

Beim Erlernen des Armtempos wird die Druckphase bewußt betont, weil sie am Beginn für die Auftriebsaktivität unbedingt notwendig ist. Erst wenn die Gleitphase beherrscht wird, kann es zur „Vernachlässigung der Druckphase" kommen.

ABSTOSS ZUM GLEITEN:
- Während des Gleitens ein Armtempo ausführen und anschließend weitergleiten,
- die Zahl der Armtempos steigern, dabei die Atmung beachten: jedes Vorführen (Strecken) der Arme ist mit dem Ausatmen verbunden, jedes Beugen der Arme mit dem Einatmen.

ABSTOSS ZUM TAUCHGLEITEN (dabei wird der Kopf besonders tief ins Wasser gesenkt und kräftig ausgeatmet):
- Ein Arm- und Beintempo unter Wasser ausführen – beim Auftauchen kurz und intensiv einatmen – in diesen Atemrhythmus die folgenden Tempos (über Wasser) einbauen.

Wenn ältere Menschen das Schwimmen erlernen, kann man das Tauchgleiten und Schwimmen unter Wasser weglassen. In didaktisch-methodischer Hinsicht ist aus der Fülle der Möglichkeiten das jeweils Geeignete auszusuchen und durch langsames, eingehendes Üben zu festigen.

Schwimmen

Zu beachten sind:
Richtiges Atmen – gelenkschonendes Beintempo (Schubgrätsche) – wirbelsäulenschonendes Armtempo (Vernachlässigen der Druckphase) – Betonen der Gleitphase.

4. ÜBUNGSEINHEIT

Zielrichtung: Seitenschwimmen

Wassergewöhnung

SEITWÄRTSGEHEN mit Vor- und Rückkreuzen: Den rechten Fuß aufsetzen, den linken vorn überkreuzt aufsetzen, dann den rechten Fuß seitsetzen, den linken hinten überkreuzt aufsetzen, den rechten Fuß seitsetzen usw.

■ *Die Betonung kann auf dem überkreuzenden oder auf dem ausgreifenden Bein liegen.*

Wassergewöhnungsübungen für Kinder
● Hopserhüpfen auf der Stelle – das rechte Knie zur linken Achsel-höhle heben, das linke Knie zur rechten Achselhöhle.
● Gehen mit kräftigem Vorhochspreizen der gestreckten Beine – Händeklatschen unter dem gestreckten Bein.
● Stand mit dem Rücken zur Beckenwand – beidbeiniger Ab-sprung mit Anhocken der Beine und gleichzeitigem Vorbeugen – Abstoß von der Beckenwand zum Tauchgleiten mit Drehen um die Längsachse („Schraube").

Atemübung

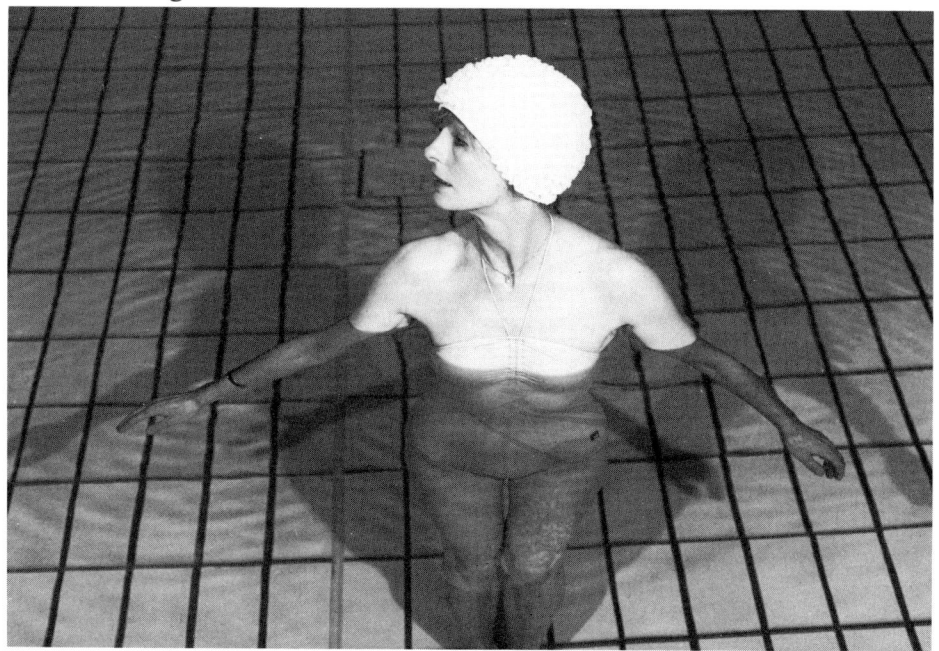

GRUNDSTELLUNG (brusttiefes Wasser):
– Den Kopf nach rechts oben drehen (siehe Foto), sodann nach unten
  schwingen und nach links oben drehen – wieder nach unten schwingen
  und nach rechts oben drehen – usw. (ähnlich der Kopfbewegung der Eis-
  bären).
  Einatmen jeweils links und rechts oben, Ausatmen ins Wasser beim
  Durchschwingen.

■ *Diese Übung dient auch der Schmeidigung der Halswirbelsäule*

Kräftigung, Dehnung, Schmeidigung

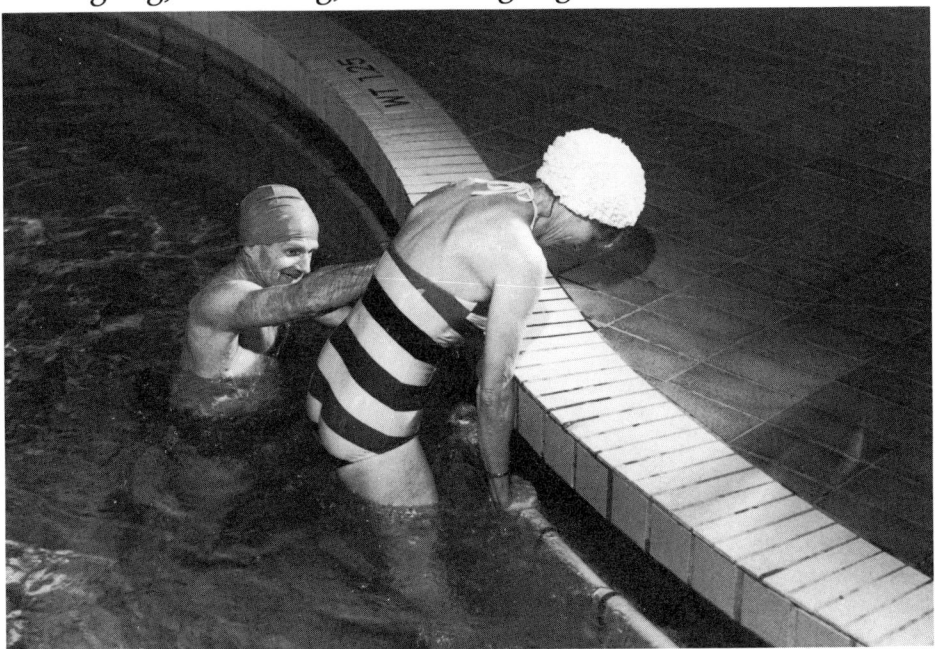

HANGSTAND VORLINGS: Festhalten an der Rinne (in Schulterbreite), Arme gestreckt, die Füße stützen in Unterschenkelhöhe an der Wand ab, die Beine sind möglichst gestreckt;

– Tiefwippen (dabei ausatmen) und aus dieser Ausholbewegung (am tiefsten Punkt beginnt das Einatmen) durch Beugen und anschließendes Strecken der Arme – bei gleichzeitigem Abstützen der Füße an der Beckenwand – in den Stütz hochkommen – wieder in den Hockhangstand senken – usw.

Sichern durch Griff am Oberarm, da durch ein plötzliches Absinken die Gefahr des Kinnanschlagens am Beckenrand besteht.

Kräftigung, Dehnung, Schmeidigung

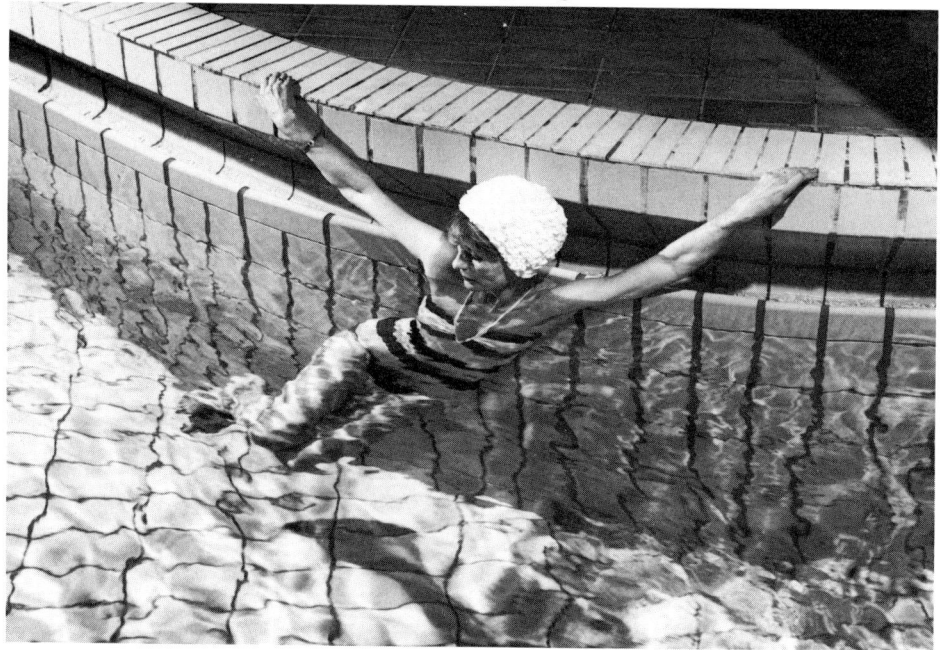

STAND RÜCKLINGS, Rücken und Schultern an der Beckenwand; Arme in Seithochhalte, Festhalten der Hände am Beckenrand (je nach Wassertiefe eventuell auch an der Überlaufrinne):
- Beine leicht anhocken – Pendelschwingen seitwärts (siehe Foto);
- im tiefen Wasser: die Beine sind gestreckt – Pendelschwingen seitwärts mit gleichzeitigem Seitspreizen des linken bzw. des rechten Beins.

■ *Als Haltungsübung für die Wirbelsäulenstreckung besonders wichtig.*

KNIESTAND (Wassertiefe 70 cm) mit Festhalten an der Rinne, später freier Kniestand:
- erst links, dann rechts neben die Fersen setzen (Seitsitzwechsel), dazwischen jeweils in den Kniestand aufrichten;
- im tieferen Wasser das Niedersetzen nur andeuten, dabei aber das Gesäß möglichst tief senken.

Ausatmen beim Senken, Einatmen beim Aufrichten.

Im freien Kniestand sind Ausgleichsbewegungen der Hände und Arme notwendig.

Schmeidigung der Hüftgelenke.

60

Kräftigung, Dehnung, Schmeidigung

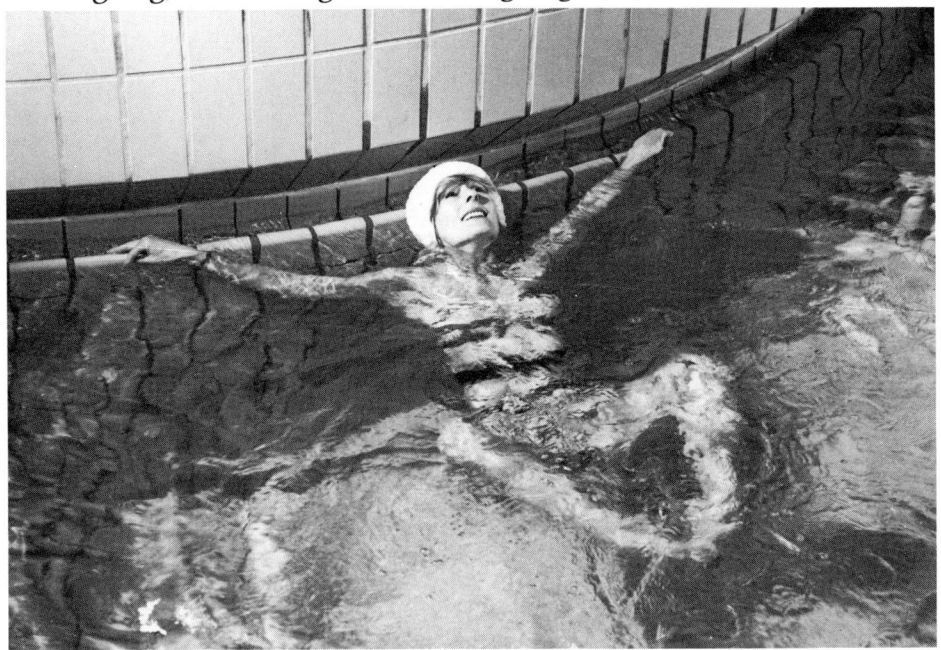

RÜCKENLAGE, BECKENRAND:
- Beine beugen, Knie öffnen, Fußsohlen gegeneinander – langsames Strecken der Beine, dabei möglichst lange die Fußsohlen beisammen lassen – Beine wieder beugen – usw.;
- zum Ausgleich: Strampeln oder leichtes Treten.

Gleichgewicht

STAND MIT ÜBERKEUZTEN BEINEN:
- in den Kreuzhockstand senken – heben in den Zehenstand – wieder senken – usw.;
- die gleiche Übung, jedoch mit ganzer Drehung beim Heben und Senken;
- Ausschütteln der Beine.
Ausatmen beim Senken, Einatmen beim Heben.

Beim Heben – auf den Außenkanten der Füße beginnend – werden sofort die Fersen gehoben, wobei der Großzchenballen als wichtigster Auftrittspunkt auf den Boden gesetzt wird.
Bei der Dosierung der Fußbelastung ist die Wassertiefe entscheidend.

Vorübungen

> Nachdem sich das Seitenschwimmen mit **leichter** Seitlage aus dem Brustschwimmen von selbst ergibt (durch leichtes Seitdrehen des Kopfes und des Rumpfes), kann man auf den Vorübungen der drei vorhergehenden Übungseinheiten aufbauen.

ABSTOSS VON DER BECKENWAND in Brustlage:
- Im Verlauf des Gleitens Kopf und Rumpf leicht zur Seite drehen, gegen Ende des Gleitens wieder in die Brustlage zurückdrehen;
- Drehung nach der anderen Seite.

Seitenschwimmen in **starker** Seitlage:

ABSTOSS ZUM GLEITEN mit dem Schwimmbrett (Brustlage); beide Arme sind nach vorne gestreckt, ein Arm liegt auf dem längsgerichteten Brett, mit Griff in der Mitte am vorderen Rand:
- Aus dem Gleiten den Körper stark zur Seite drehen und den freien Arm am Körper anlegen;
- wenn möglich, Seitenwechsel.

ABSTOSS VON DER BECKENWAND (ohne Brett):
- Gleiten in starker Seitlage; der untere Arm liegt in Verlängerung des Körpers ausgestreckt im Wasser, der obere Arm liegt am Körper an (eventuell Hüftstütz der Hand);
- wenn möglich, Seitenwechsel.

> Bei dieser starken Seitlage ist ein „Umkippen" in die Rückenlage sehr leicht möglich. Vorsicht daher bei schwächeren Schwimmern, besonders wenn sie die Rückenlage noch nicht beherrschen. In diesem Fall ist das Benützen von Schwimmflügeln unbedingt anzuraten (siehe „Schwimmen bei Gelenkersatz", S. 130).

Armtempo

GRÄTSCHWINKELSTAND mit einer Vierteldrehung des Oberkörpers (hüfttiefes Wasser); beide Arme nach vorne gestreckt, der untere Arm (Druckarm) unter Wasser:
- Der obere Arm (Zugarm) faßt das Wasser, wird im Ellbogen leicht gebeugt und ähnlich der Armbewegung des Brustkraulens geführt (siehe S. 82)
- nach der Zugphase wird er über Wasser wieder nach vorne gebracht
  - usw.;
- wenn möglich, Seitenwechsel.

> Durch den unsymmetrischen Bewegungsablauf ist eine weitgehende Angleichung an körperliche Gegebenheiten möglich.

Vorübungen

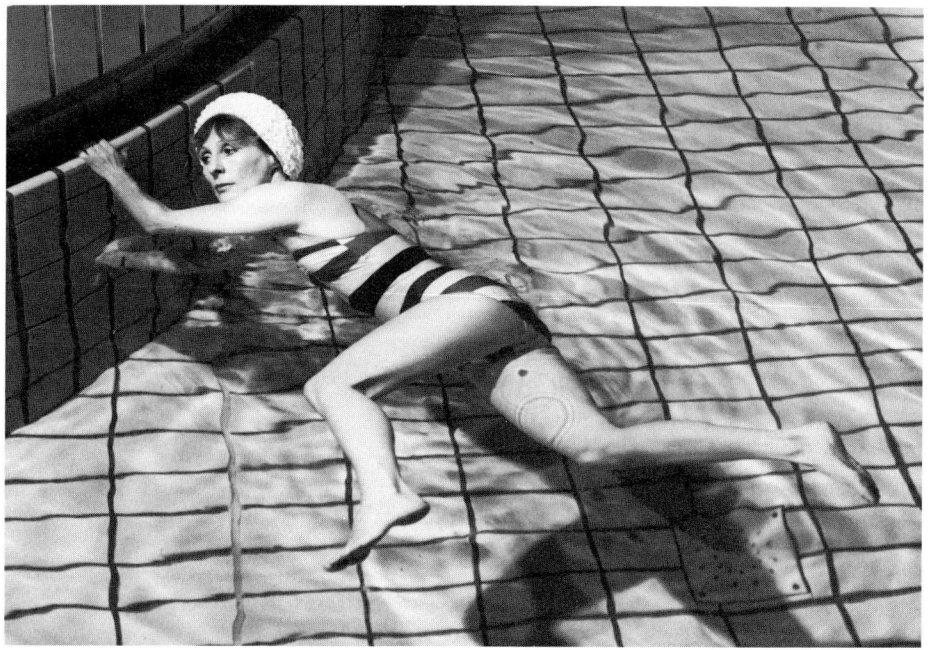

Beintempo (Scherbewegung, Scherenschlag)

SEITLICHE WASSERLAGE; die obere Hand hält sich an der Rinne fest (hängend), die untere Hand (Fingerspitzen zeigen nach unten) stützt etwa $\frac{1}{2}$ m unterhalb an der Beckenwand ab; die Arme müssen möglichst gestreckt bleiben, der Körper wird waagrecht gehalten ("Fahne"):
– Leichtes geschlossenes Anhocken der Beine, dann Quergrätschen (Scheren) mit anschließendem Strecken und Schließen (Scherenschlag).

Diese Scherbewegung wird verhältnismäßig leicht über das Beintempo des Brustschwimmens erlernt, wenn eine immer deutlichere Seitlage eingenommen wird. Die Beinbewegung erfolgt dann in einer etwa horizontalen Ebene, d. h. geradlinig = gelenkschonend.

Atmung

Die Atmung wird durch die Seitlage des Kopfes wesentlich erleichtert, sollte aber – wegen Wasserspritzern, Wellengangs usw. – genauso wie beim Brustschwimmen erfolgen: Einatmen durch den Mund, Ausatmen durch Mund und Nase.

Gesamtbewegung (siehe Zeichnung S. 130)

Die Zugphase des Arms der höherliegenden Seite fällt zeitlich mit dem Strecken und Schließen der Beine (Scherenschlag) zusammen.
Im weiteren Verlauf des Übens soll der andere Arm, der bislang gestreckt im Wasser gehalten wurde, unterstützend durch einen leichten Zug die Bewegung des Anziehens der Beine erleichtern.
Das Einatmen erfolgt beim Vorbringen des oberen Arms (über Wasser) und dem gleichzeitigen Anziehen der Beine, das Ausatmen bei der Zugphase des oberen Arms (und Strecken des unteren Arms) und dem gleichzeitigen Strecken/Schließen der Beine (Scherenschlag).

Schwimmen

Bei Personen, die mit starker Seitlage schwimmen (müssen), ist meistens ein besonderer Grund vorhanden, der das Schwimmen nach nur einer Seite gestattet. An sich wäre es aber empfehlenswert – wegen der günstigen Wirkung auf den Haltungs- und Bewegungsapparat –, die Seitlage jeweils nach einigen Tempi zu wechseln. Dies ist vor allem bei geringerem Seitdrehen ohne weiteres möglich.
Der Seitlagewechsel soll jedoch immer nach den individuellen körperlichen Gegebenheiten erfolgen; es ist also tolerierbar, wenn aus irgendwelchen Gründen eine Seite mehr eingesetzt wird als die andere.

5. ÜBUNGSEINHEIT

Zielrichtung: Rückenschwimmen (Rückengleichschlag)

Wassergewöhnung

STAND mit dem Gesicht zur Beckenwand, Hände greifen auf den Rand:
- In den Stütz springen, umdrehen und auf den Beckenrand setzen – aus dem Sitz durch Abdrücken der Hände und gleichzeitiges Vorschwingen der Beine ins Wasser „springen" – nach dem Auftreffen am Boden sofort elastisch abspringen zum Gleiten;
- aus dem **Stand rücklings** (Rücken zur Wand) in den Stütz rücklings springen – auf den Beckenrand setzen – dann wie oben.

Die Tiefe des Wassers und damit die Aufstützhöhe muß anfangs so gewählt werden, daß eine Steigerung der Leistung noch möglich ist (durch den erhöhten Auftrieb erfolgt keine Überbeanspruchung der Fuß-, Knie- und Hüftgelenke).

Wassergewöhnungsübungen für Kinder

- Stand auf einem Bein – das Spielbein vor dem Standbein mit der Hand in einem lockeren Zehengriff halten – über den Unterschenkel vor- und zurückspringen.
- Tiefer Hockstand – sprunghafter Wechsel zwischen tiefer Hocke und tiefer weiter Grätsche, die Hüften sollen auf gleicher Höhe bleiben (eine Art „Kosakentanz").
- Abstoßen zum Gleiten in Brustlage – kurz nach dem Abstoß durch eine Drehung nach hinten (über die Körperquerachse) in die Rückenlage kommen, die Beine sind dann in Gleitrichtung.

Atemübung

RÜCKENLAGE, ECKE (Schwebelage, der Kopf liegt auf dem Wasser):
- Einatmen beim Anziehen der geschlossen gehaltenen Beine
- Ausatmen beim Strecken der Beine und Drücken der Fußsohlen gegen das Wasser.
(Foto siehe S. 44)

Wichtig ist, daß auch beim Rückenschwimmen die Atmung keine Unterbrechung erfährt und das Einatmen durch den Mund, das Ausatmen durch Mund und Nase erfolgt (wegen der Spritzer, des Wellengangs usw.).
Das Ausatmen soll sich verstärken, wie sich auch beim Verspüren des Wasserdrucks auf die Fußsohlen beim Strecken der Beine das Tempo leicht steigern soll.

Kräftigung, Dehnung, Schmeidigung

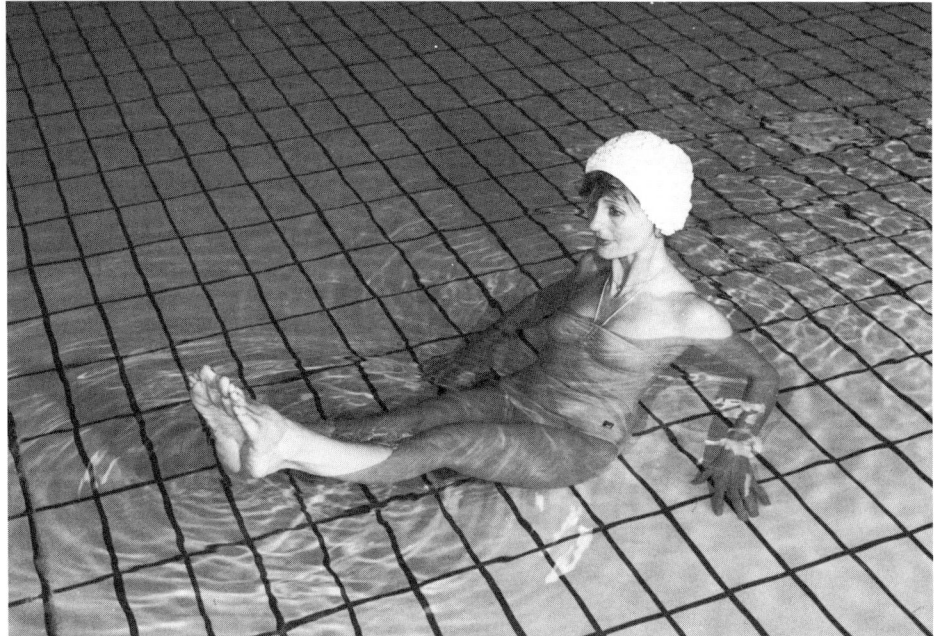

SITZ im knietiefen Wasser oder auf der Stiege (mit und ohne Aufstützen der Hände), Wasserlinie in Brusthöhe:
– Die geschlossenen, gestreckten Beine erst langsam, später schneller heben und senken,
– dabei die Zehen, wenn möglich die Füße, über den Wasserspiegel heben (siehe Foto),
– Beine beugen (leicht geöffnet), Füße auf den Boden oder eine untere Stufe stellen – durch rasches Hin- und Herbewegen der Knie die Beinmuskulatur schütteln (entspannen).

Kräftigung, Dehnung, Schmeidigung

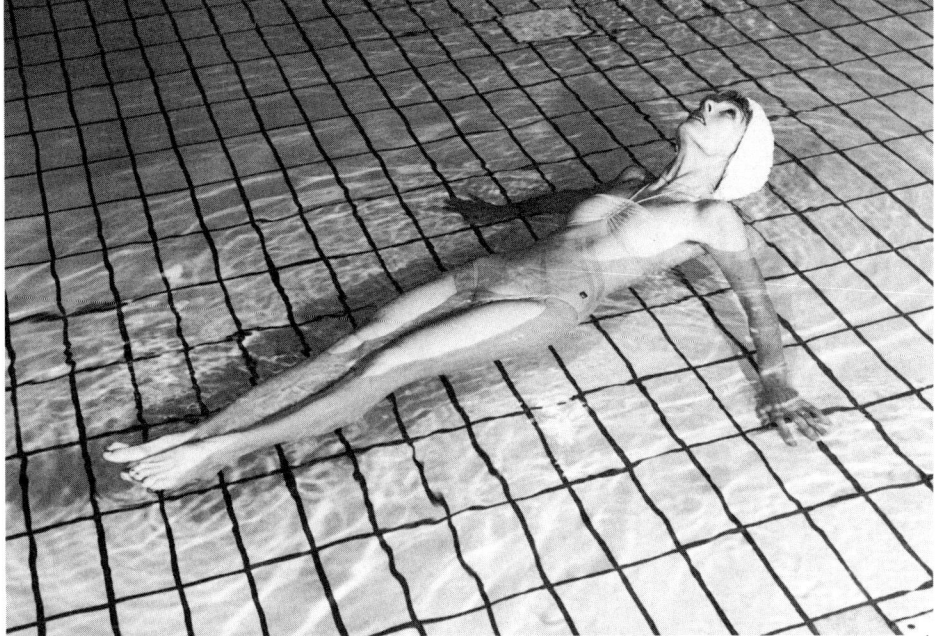

LIEGESTÜTZ RÜCKLINGS (Stützschweben) (Siehe Foto); knietiefes Wasser oder Stiege:
– Die Hände „gehen" ins immer tiefere Wasser (bzw. von Stufe zu Stufe abwärts), bis nur noch die Fingerspitzen den Boden (bzw. die letztmögliche Stufe) berühren.

WEITER GRÄTSCHSTAND; Gesicht zur Stiege, Arme in Seithalte:
– Rumpfdrehbeugen – der rechte und der linke Arm schwingen abwechselnd nach links und rechts von Stufe zu Stufe (bei der obersten Stufe beginnend), bis am Schluß die rechte (linke) Hand den linken (rechten) Fuß den Boden berührt.

Gleichgewicht

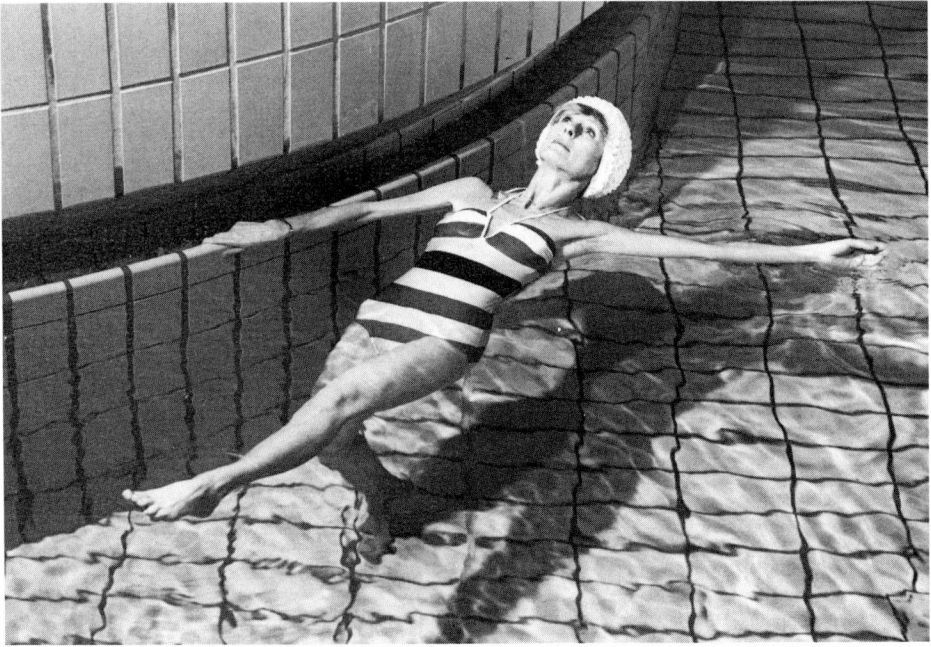

(zugleich Vorübungen für das Aufrichten aus der Rückenlage)

GRUNDSTELLUNG, Arme in Seithalte:
- Das Vorbeugen der Wirbelsäule wird mit dem Kopf eingeleitet und läuft somit von oben nach unten; gleichzeitig wird ein Bein angehockt, die Arme schwingen dabei aus der Seithalte nach hinten unten und anschließend nach vorne (dabei ausatmen);
- Das Aufrichten (Strecken der Wirbelsäule) erfolgt von unten nach oben (bei der Lendenwirbelsäule beginnend); das angehockte Bein wird wieder gestreckt und zur Grundstellung beigestellt, die Fersen werden gehoben, die Arme schwingen nach oben zur Seithalte (dabei einatmen).

STANDWAAGE RÜCKLINGS im Seitstand, mit Festhalten einer Hand an der Rinne (siehe Foto), später freistehend:
- Aufrichten zum Stand: Wirbelsäule beugen (Kopf zur Brust) – das gehobene Bein anhocken, strecken und beistellen – den freien Arm aus der Seithalte unter Wasser nach vorn schwingen (geschlossener, schneller Bewegungsablauf).

Vorübungen

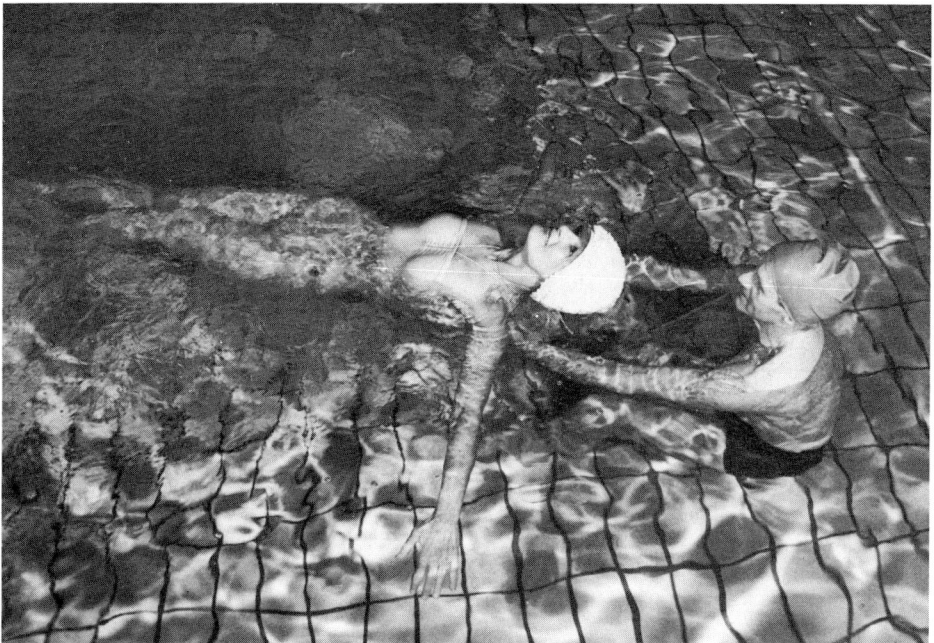

- **GLEITZIEHEN IN RÜCKENLAGE** (Partnerübung)
- Einnahme der **Rückenlage** (Schwebelage) mit Helfer, der auch beim Aufrichten in den Stand hilft und sichert; der Kopf wird leicht zur Brust hin angehoben, so daß die Ohren gerade noch im Wasser sind.

Auf diese Weise entsteht eine leicht bogenförmige Linie des Körpers, die vom Kopf bis zu den Hüften reicht (günstigste Ausgangslage für die Wirbelsäule).

- **ABSTOSS VOM BODEN** aus der Hockstellung (hüfttiefes Wasser) **zum Gleiten in Rückenlage** mit dem Schwimmbrett; der Kopf liegt auf dem Brett, der Rand des Bretts ist im Nacken, die Hände halten das Brett.
- Die gleiche Übung mit gestreckten Armen (der Kopf liegt nicht mehr auf dem Schwimmbrett auf).

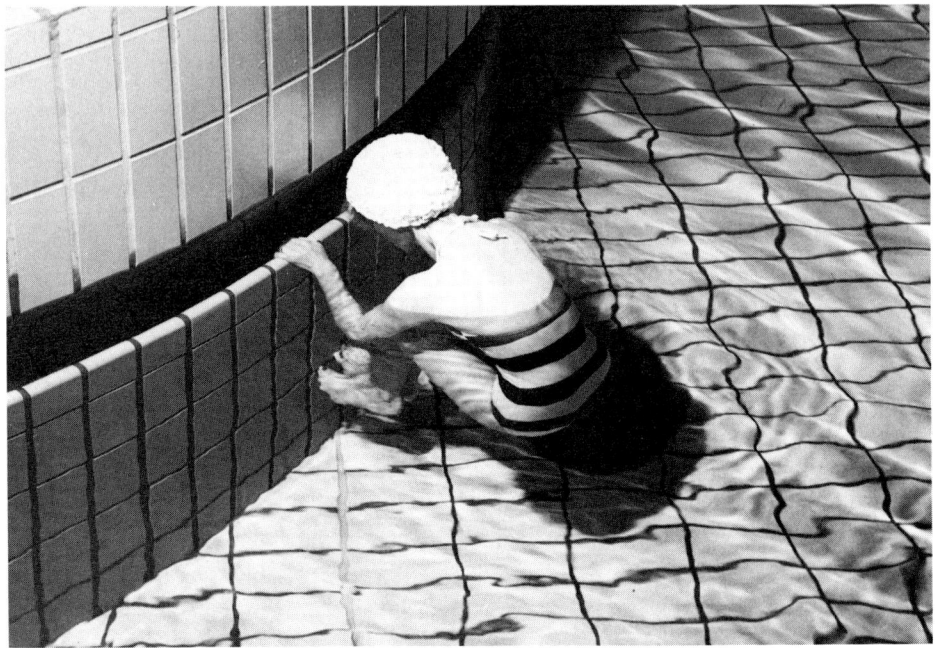

HOCKHANGSTAND: Festhalten an der Rinne (in Schulterbreite), Arme und Beine gebeugt, die Füße stützen in Kniehöhe an der Wand ab:
– Abstoß zum Gleiten in Rückenlage, dabei die Arme nach hinten schwingen.

Bei dieser Übung erfolgt – nach dem Langsamerwerden – das Aufrichten in den Stand aus der Bewegung und nicht aus dem Stillstand (Schwebelage).

Vorübungen

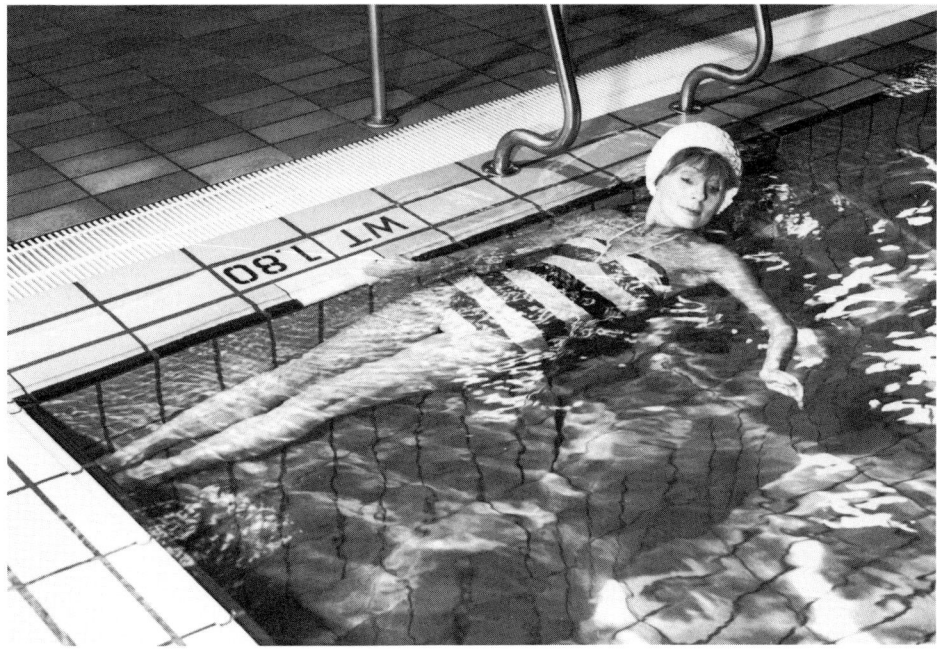

Armtempo

RÜCKENLAGE seitlich an der Wand (nahe der Ecke); ein Arm liegt in seiner ganzen Länge am Beckenrand (bzw. in der Rinne); die Fußsohlen stützen an der rechtwinkelig angrenzenden Wand ab:
- der andere Arm wird im Wasser leicht gebeugt, bis zur Seithalte in Schulterhöhe zurückgeführt und dann seitlich zum Körper hin gestreckt; (wenn die Beweglichkeit im Schultergelenk es erlaubt, soll der Arm aus dem Wasser gehoben und seit-rück-geschwungen werden)
- Die gleiche Übung gegengleich (Armwechsel);

- **Abstoß zum Gleiten** – beidarmiges Armtempo.

Beintempo

Genaue Hinweise (technisch und methodisch-didaktisch) mit Illustrationen auf der Seite 121 f.

> *Das Beintempo des Rückenschwimmens ist fast gleich wie das Beintempo des Brustschwimmens (Unterschied: Beim Strecken und Schließen der Beine in Rückenlage drücken die Fußsohlen schräg nach oben).*

Atmung

> *Die Rückenlage erleichtert das Atmen wesentlich, weil Mund und Nase sich über Wasser befinden und überdies der Wasserdruck (auf Brust und Bauch) bedeutend herabgesetzt ist.*

Einatmen beim Rückschwingen der Arme und Anziehen der Beine – **Ausatmen** während der Zug/Druck-Phase (Zum-Körper-hin-Strecken) der Arme und Strecken/Schließen der Beine.

Schwimmen

Da beim Rückenschwimmen die Tendenz besteht, unabhängig vom Bewegungsablauf zu atmen, ist besonders darauf zu achten, daß – ebenso wie beim Brustschwimmen – der Atem- und der Bewegungsrhythmus übereinstimmen.

6. ÜBUNGSEINHEIT

Zielrichtung: Rückenkraulen

Wassergewöhnung

- **GEHEN** mit vorhochschlagenden Schritten; dabei wird das Bein – durch den Wasserwiderstand auf die Vorderseite des Unterschenkels und den Fußrist – im Kniegelenk gebeugt;
- Gehen mit abwärtsschlagenden Schritten; durch das Abwärtsbewegen wird das Bein im Kniegelenk gestreckt.

Da die Bewegung im Wasser stark abgebremst wird, ist die Beinschlagbewegung mit keiner Gefahr für die Gelenke verbunden.

Wassergewöhnungsübungen für Kinder

- Grundstellung – ein Bein hochziehen und die Fußsohle betrachten, ohne den Standfuß zu verrücken.
- Aus dem Abstoß zum Gleiten in Rückenlage eine Rolle rückwärts machen.
- Handstand (gelingt im Wasser besonders leicht).

Atemübung

RÜCKENLAGE, ECKE (Schwebelage, der Kopf liegt auf dem Wasser):
(Illustration auf S 127)
- Einatmen durch den Mund – dabei das rechte Bein anziehen (Fußsohle in Höhe des Wasserspiegels);
  Ausatmen durch Mund und Nase – dabei den Kopf nach links drehen, gleichzeitig das rechte Knie nach außen auf das Wasser legen (so lange liegen lassen, bis das Ausatmen beendet ist);
  Einatmen durch den Mund – dabei das Gesicht wieder nach vorne wenden, gleichzeitig das rechte Bein strecken und das linke Bein anziehen;
  Ausatmen durch Mund und Nase – dabei den Kopf nach rechts drehen, gleichzeitig das linke Knie nach außen auf das Wasser legen (so lange liegen lassen, bis das Ausatmen beendet ist) usw.

■ *Diese Übung dient vor allem auch der Schmeidigung der Wirbelsäule.*

Kräftigung, Dehnung, Schmeidigung

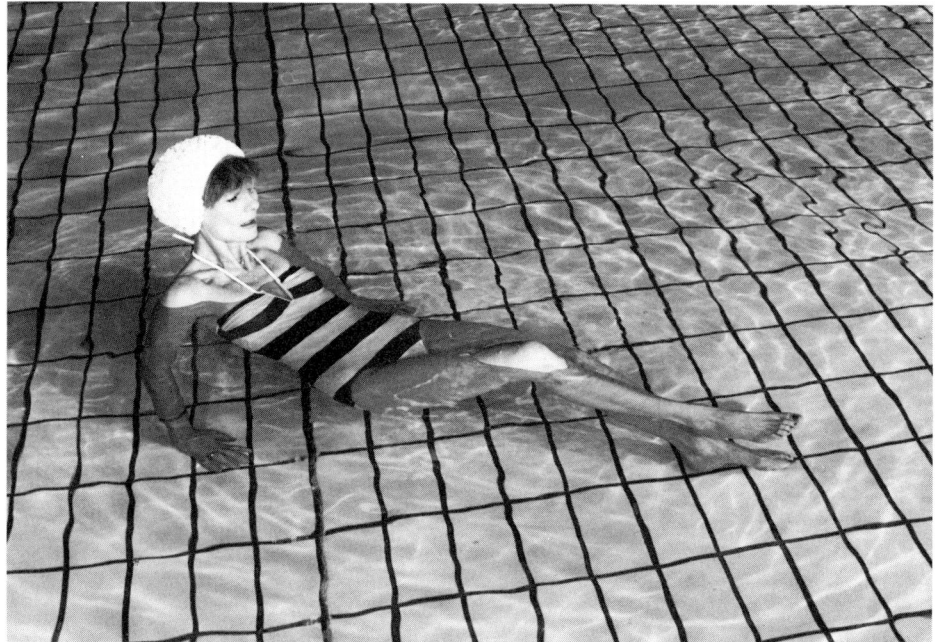

GRUNDSTELLUNG, Rücken an der Wand (erst hüfttiefes, später brusttiefes Wasser); jede Hand liegt in der Mitte eines Schwimmbretts auf (Bretter auf der Wasseroberfläche seitlich des Körpers):
- Bei aufrechtem Körper das linke Brett unter das Wasser drücken, bis der Arm vollkommen gestreckt ist – während dieses Brett – ruhig geführt – wieder hochkommt, das rechte Brett nach unten drücken – usw. (Wechseldruckbelastung).

SITZ auf dem Boden oder auf der Stiege; Wasserspiegel in Brusthöhe:
- Abheben zum Schwebestütz (Gesäß nicht mehr am Boden) – die gestreckten Beine abwechselnd heben und senken;
- dabei die Beine so hoch heben, daß die Füße über den Wasserspiegel kommen.

SITZ auf dem Boden oder auf der Stiege; Wasserspiegel in Brusthöhe:
- Abheben zum Schwebestütz – den Körper aus den Schultern vorschieben und mit Hilfe des Beinschlags durch Betonen des Abwärtsschlagens (siehe Foto) in die gestreckte Rückenlage bringen – die Hüften leicht absenken und den Körper bei gleichzeitigem Betonen des Aufwärtsschlagens in den Schwebestütz zurückziehen.

■ *Der Beinschlag soll während der ganzen Übung nicht unterbrochen werden.*

Gleichgewicht

STAND AUF EINEM BEIN (Seitstand) im knie- bis hüfttiefen Wasser, das Standbein knapp neben der Beckenwand; Festhalten einer Hand an der Rinne (später ohne Festhalten).

Das Standbein muß erhöht stehen (Stufe) oder, was eine neue „Übung" darstellt: das Schwimmbrett zum Boden drücken und das Standbein daraufstellen, damit das übende Bein (Spielbein) frei durchschwingen kann.

– Vor- und Rückschwingen des Spielbeins.

Beim langsamen, gelösten Vorschwingen des Beins wird die Beugung im Kniegelenk durch den Wasserwiderstand auf Fußrist und Unterschenkel deutlich wahrgenommen; beim Rückschwingen bewirkt der Wasserwiderstand eine Streckung im Kniegelenk.

Der Bewegungsimpuls für diese Hin- und Herbewegung (siehe S. 32) geht von der Hüfte aus. Beim Erlernen des Bewegungsablaufs dieser Übung hat sich jedoch in der Praxis die verbale Anweisung bewährt: „Oberschenkel vor – Ferse zurück."

Diese Vorübung für den Kraulbeinschlag, der im Hüft-, Knie- und Fußgelenk scharnierförmig erfolgt (geradlinig ablaufende, gelenkschonende Bewegung), kann und soll bereits von allem Anfang an geübt werden!

Vorübungen

Das Rückenkraulen kann aus der einfachsten Form des Rückenschwimmens erlernt werden:

– RÜCKENLAGE – Arme und Hände liegen tiefer als der Körper und führen tellernde, drückende (Paddel-)Bewegungen aus – Auf- und Abbewegen der Beine (eventuell leichtes Strampeln) (siehe auch Abbildung auf S. 126).

Für den Anfang ist jedes wechselseitige Bewegen der Arme und Beine in Rückenlage geeignet, die Körperlage zu stabilisieren. Aus einer sicheren Gleichgewichtslage können dann die richtigen Schwimmbewegungen erlernt werden.

Vorübungen

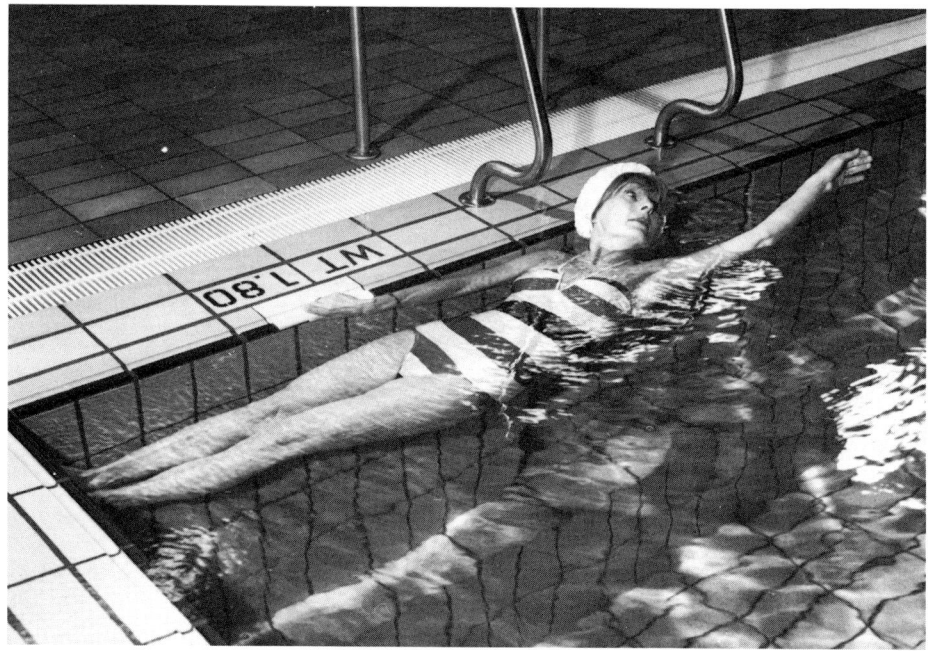

Armtempo (Wechselzug)

RÜCKENLAGE seitlich an der Wand (nahe der Ecke); ein Arm liegt in seiner ganzen Länge am Beckenrand (bzw. in der Rinne); die Fußsohlen stützen an der rechtwinkelig angrenzenden Wand ab:
- der andere Arm wird über Wasser zur Schräghochhalte (bei entsprechender Beweglichkeit im Schultergelenk: parallel zur Körperlängsachse) zurückgeschwungen, wobei die Hand nach außen gedreht ist, so daß der kleine Finger zuerst eintaucht (siehe Foto).

Mit dem Fassen des Wassers beginnt die Zugphase, dabei wird der Arm im Ellbogen immer mehr gebeugt und geht schließlich (etwa in Schulterhöhe) bei leichter Steigerung der Geschwindigkeit in die Druckphase über (beginnendes Strecken des Arms); die Hand soll möglichst rechtwinkelig zur Druckrichtung gestellt sein.

Am Ende der Druckphase (der Arm ist nun wieder ganz gestreckt) erfolgt nahe dem Oberschenkel ein kurzes Abdrücken der Hand vom Wasser mit anschließendem entspannten Seit-Rück-Schwingen des Arms über Wasser.

> *In diesen einarmigen Bewegungsablauf wird bereits die A t m u n g voll eingebunden:*
> *Einatmen durch den Mund beim Über-Wasser-Schwingen des Arms, Ausatmen durch Mund und Nase während der Zug/Druck-Phase.*

76

Vorübungen

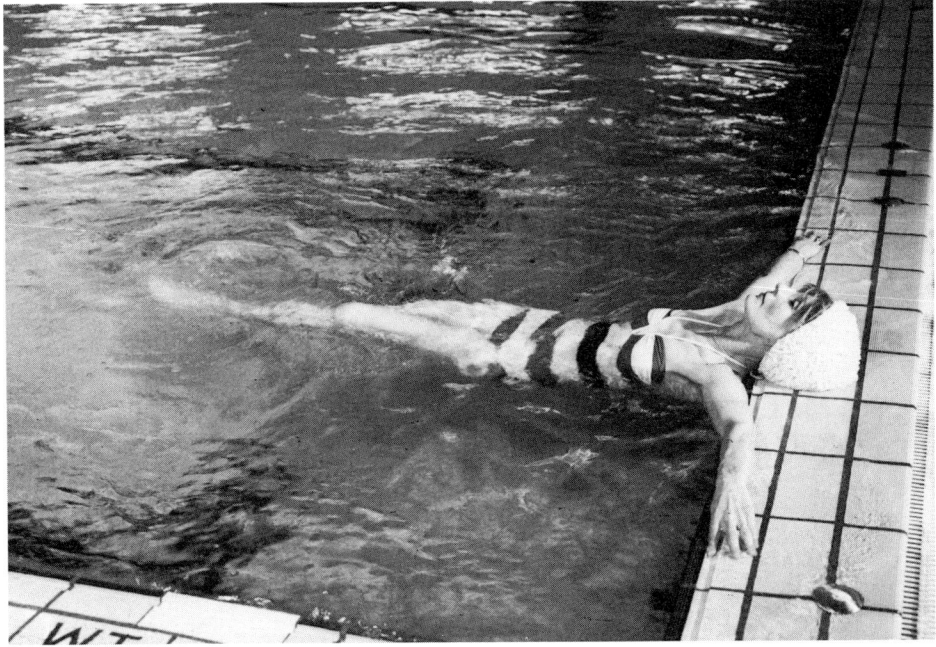

Beim Rückenkraulen arbeiten die Arme in der Weise wechselseitig, daß, während der eine Arm die Bewegung im Wasser ausführt, der andere Arm in die Ausgangsstellung schwingt und sofort mit dem Wasserfassen und der Zugphase beginnt.

B e i n t e m p o : (Beinschlag)

RÜCKENLAGE, BECKENRAND (oder Schwebestütz rücklings im knietiefen Wasser bzw. auf der Stiege):
- wechselseitiges Auf- und Abbewegen der Beine aus den Hüften mit vollkommen gestreckten Beinen und Füßen; kurze Schlagweite, schnell und mit starker Muskelspannung (straff ausgeführte Bewegung);
- fließender Übergang zu einem gelöst ablaufenden Beinschlag (siehe Foto) durch Langsamerwerden, geringere Muskelspannung und größere Schlagweite (die Knie sollen aber die Wasseroberfläche nicht durchbrechen).

Bei dieser Hin- und Herbewegung (siehe S. 32) gleichen sich die gelöst gehaltenen Beine dem Wasserwiderstand an. Dies führt zu einer leichten Beugung im Kniegelenk beim Aufwärtsschlag und zum Strecken beim Abwärtsschlag.

Schwimmen

Da diese Schwimmart die gesündeste ist und technische Fehler bei der Ausübung in keiner Weise gesundheitliche Schäden (Sportschäden) bewirken, sind individuelle Abweichungen in der Ausführungsweise zu tolerieren.

7. ÜBUNGSEINHEIT

Zielrichtung: Brustkraulen

Wassergewöhnung

SEITGRÄTSCHSTAND:
– Seitwärtshüpfen von einem Bein auf das andere, fortgesetzt ohne Unterbrechung;
– Seitwärtshüpfen wie oben, aber das Absprungbein immer kurz anstellen;
– Schlußhüpfen (mit geschlossenen Beinen) nach links und rechts im Wechsel;
– fließender Übergang zwischen den drei obigen Varianten.

■ **Wichtig:** *Leicht und elastisch springen bei freiem, gleichmäßigem Atmen.*

Wassergewöhnungsübungen für Kinder
- Krabbeln im Wasser – immer weiter ausgreifen, bis es zu einem kraulähnlichen Bewegungsablauf kommt.
- Unterschwung aus dem Hangstand rücklings (2. Übung bei „Kräftigung, Dehnung, Schmeidigung", S. 80) mit anschließendem Gleiten in Rückenlage (Beine voran).
- Einarmiger Handstand: erst beidarmig in den Handstand schwingen, dann eine Hand vom Boden abheben.

Atemübung

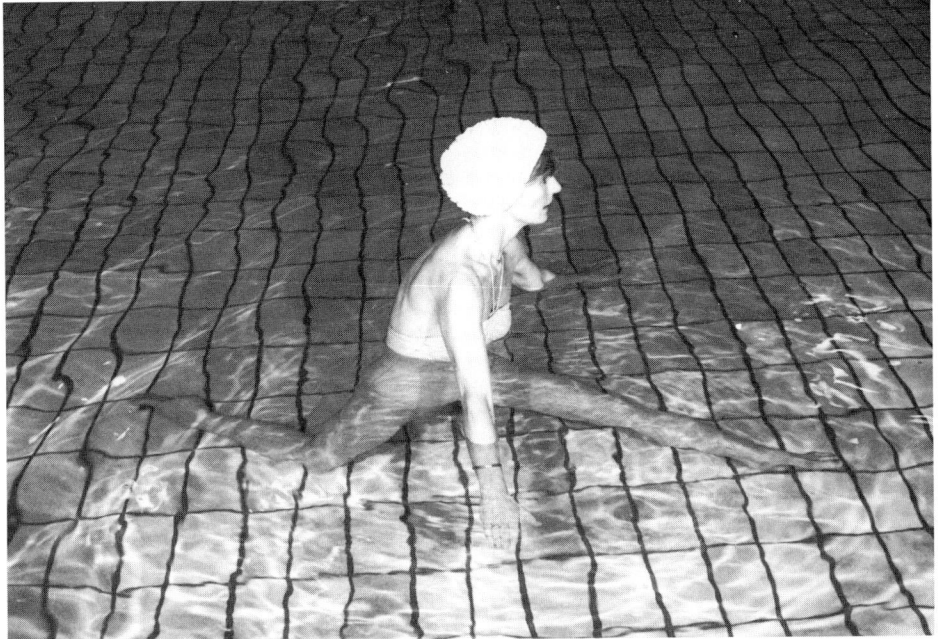

„**SPAGAT**": Je nach Wassertiefe möglichst weite Schrittstellung (bei einer Tiefe von zirka 60 cm können die Beine so weit gespreizt werden, daß sie eine Linie bilden und am Boden aufliegen):

- In das Wasser ausatmen – eine halbe Drehung um die Rumpfachse (wenn das rechte Bein vorn ist, nach links) mit leichtem Heben des Körpers (siehe Foto), dabei einatmen – beim Senken des Körpers ins Wasser ausatmen – eine halbe Drehung nach rechts (wenn das linke Bein vorn ist) – usw.

█ *Beim Üben ohne Festhalten sind zur Stabilisierung entsprechende Ausgleichsbewegungen der Arme und Hände notwendig.*

Kräftigung, Dehnung, Schmeidigung

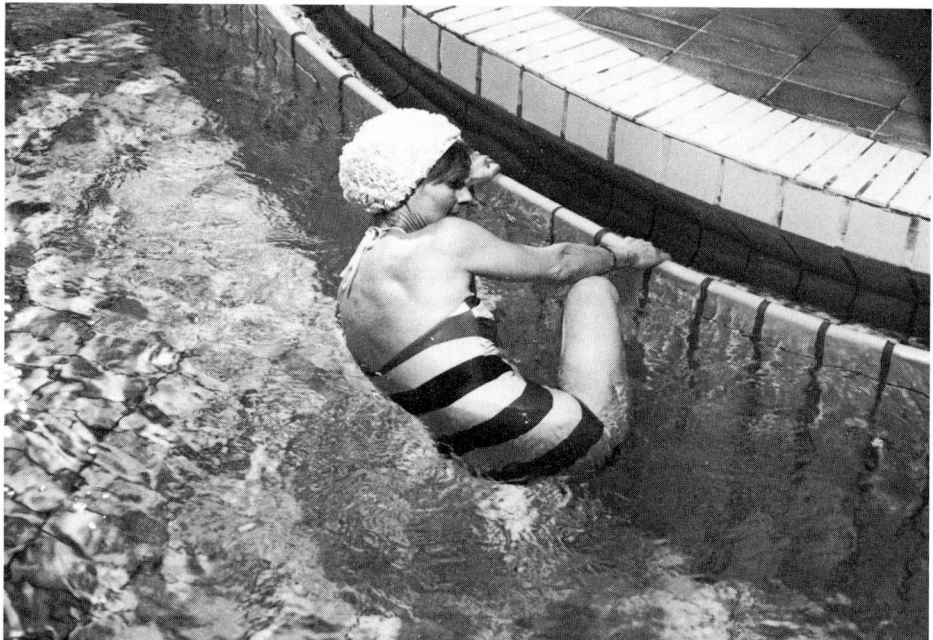

HOCKHANGSTAND: Festhalten der Hände an der Überlaufrinne in Schulterbreite, Füße in Oberschenkelhöhe an der Wand abstützen (überhüftbreiter Abstand); Arme und Beine sind gebeugt:
– Das linke Bein strecken, dabei den Körper näher an die Wand ziehen und seitlich mit Hilfe der Armkraft des rechten Arms möglichst hoch aus dem Wasser heben – wieder senken und nach der Gegenseite die gleiche Bewegung ausführen – usw.

Beim Üben spürt man sofort, worauf es ankommt, und kann deshalb auch gut dosieren (mit einem leichten Schaukeln beginnen). Das Ausatmen beim Senken und Seitenwechsel soll möglichst ins Wasser erfolgen.

HANGSTAND RÜCKLINGS: Rücken und Schultern an der Beckenwand, Arme ausgebreitet, Festhalten der Hände an der Rinne; Beine schräg nach vorne auf den Boden gestellt (Foto siehe S. 47):
– Die gestreckten Beine heben und die Füße nahe an die Wasseroberfläche bringen – es beginnt eine zügige kraftvolle Streckung der Hüftgelenke, verbunden mit einem leichten Abdrücken der Schultern von der Wand (die Hände bleiben griffest), so daß der Körper nahe der Oberfläche in eine leichte Bogenspannung gelangt – Absenken des Körpers durch Vorneigen des Kopfes und gleichzeitiges starkes Abwinkeln in der Hüfte, die Schultern werden dabei an die Wand gezogen – usw.

■ *Der Bewegungsablauf gleicht dem Unterschwung am Reck.*

RÜCKENLAGE, BECKENRAND:
- Kraulbeinschlag – durch Betonung der Aufwärtsschläge die Füße zum Boden bringen, durch Betonung der Abwärtsschläge an die Oberfläche.

Gleichgewicht

GRUNDSTELLUNG (brusttiefes Wasser); Arme gestreckt, Hände auf Schwimmbrett:
- Hüpfen mit Drehen um die eigene Achse; das Brett wird an der Wasseroberfläche mitgeführt, ohne es unterzutauchen;
- rund um das Brett (Mittelpunkt) im Kreis hüpfen.

Vorübungen

B e i n t e m p o (Beinschlag)

WIEDERHOLEN DER BEINSCHLAGÜBUNGEN in Rückenlage am Beckenrand (S. 77).

Seitliche Wasserlage; die obere Hand hält sich an der Rinne fest (hängend), die untere Hand (Fingerspitzen zeigen nach unten) stützt etwa $1/2$ m unterhalb an der Beckenwand ab; die Arme müssen möglichst gestreckt bleiben, der Körper wird waagrecht gehalten („Fahne") (Foto siehe S. 63):
- Beinschlag mit Einbau der Atmung (Ausatmen ins Wasser).

Ein Üben in Brustlage am Beckenrand ist abzulehnen, weil es durch den Vorwärtstrieb der Beine zu einem leichten Beugen der Arme und damit zur Hohlnackenbildung käme.

LIEGESTÜTZ VORLINGS (eigentlich Schwebestütz); knietiefes Wasser oder Stiege (Foto siehe S. 51):
- Üben des Beinschlags,
- mit Drehen des Kopfes nach links (Einatmen) – zurückdrehen (Ausatmen ins Wasser) – Kopf nach rechts drehen (Einatmen) – usw.

Der Kopf wird etwas in den Nacken genommen (Wasserlinie zwischen Augenbrauen und Haaransatz).

Abstoß von der Beckenwand zum **Gleiten in Brustlage** (mit Schwimmbrett und ohne Schwimmbrett):
- Beinschlag in das Gleiten einfügen, das Gesicht im Wasser;
- die gleiche Übung mit langem kräftigen Ausatmen (ins Wasser), das sich verstärken muß, um am Ende des Gleitens beim Anheben des Kopfes Wassertropfen wegblasen zu können;
- die gleiche Übung, dabei Drehen des Kopfes und leichtes Körperrollen (Schultern und Hüften synchron) nach links – kurzes intensives Einatmen durch den Mund knapp über dem Wasser im „Bugwellental" – beim Zurückdrehen über die Mittelsenkrechte hinaus nach rechts kräftig ausatmen (durch Mund und Nase, ins Wasser) – Einatmen rechts – usw. (Atmen nach beiden Seiten).

Vorübungen

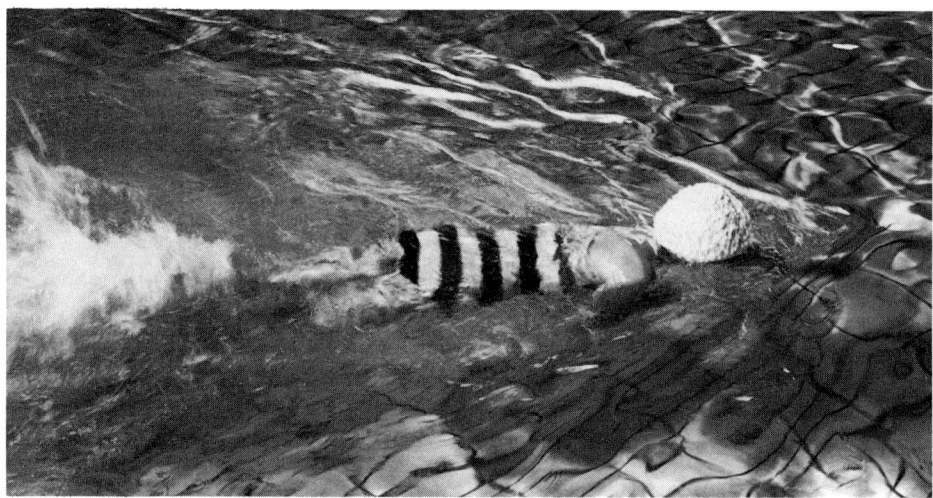

A r m t e m p o (Wechselzug)

GRÄTSCHWINKELSTAND (hüfttiefes Wasser), Kinn im Wasser (kein Hohlnacken!):
– wechselarmiges Fassen und Zurückschieben des Wassers (Zug/Druckphase) – die Arme entspannt über Wasser vorschwingen (Schwungphase) und weit vorne wieder einsetzen;
– **ABSTOSS ZUM GLEITEN IN BRUSTLAGE** beim Ausatmen, Gesicht im Wasser – wechselseitige Armbewegungen nach vorne unter Wasser (diese sollen immer größer, d. h. immer mehr wassergreifend werden, siehe Foto) – Einsatz des Beinschlags;
– die gleiche Übung – das Armtempo mit Herausheben und Vorschwingen der Arme ausführen (das Gesicht bleibt jedoch im Wasser).

G e s a m t b e w e g u n g

ABSTOSS ZUM GLEITEN BEIM AUSATMEN – mit dem Beinschlag beginnen und etwas später das Armtempo einfügen, dabei die Zug/Druck-Phase und das Vorbringen des Arms knapp über dem Wasser (Ellbogen oben) besonders beachten – durch leichtes Rollen des Körpers das Einatmen im „Bugwellental" erleichtern – beim Ausatmen ins Wasser leichtes Rollen des Körpers nach der Gegenseite und wieder zurück zum Einatmen.
(Atmen nach einer Seite)

Schwimmen

Nachdem die Atemtechnik beim Brustkraulen für einen gelösten Bewegungsablauf von größter Bedeutung ist, ist dieser ständig besonderes Augenmerk zu widmen.

Statements der Fachärzte zum Übungsprogramm

Univ.-Prof. Dr. Alfred AIGNER, Leiter des Instituts für Sportmedizin des Landes Salzburg:

„... Vom sportmedizinischen Standpunkt kann der hier aufgezeigte Weg der Wassergymnastik zum Schwimmen und Schwimmenlernen besonders für die Jugend sehr empfohlen werden. Gymnastik im Wasser löst die vom Kind als ‚konstruiert' empfundenen Übungen der Haltungsschulung durch Einbeziehen des spielerischen Elements auf. Das Ziel, Haltung über Bewegung zu schulen, aber auch mehr Aktivität durch Beweglichkeit zu erreichen, ist besonders durch das Medium Wasser realisierbar.*

Schwimmen ist für den im Aufbau befindlichen Körper das beste Training für die Entwicklung des Haltungs- und Bewegungsapparats sowie der inneren Organe und kann somit als ausgezeichnetes Mittel der Prävention bezeichnet werden."

Univ.-Prof. Dr. Rudolf EBERL, Vorstand der 2. Medizinischen Abteilung des Krankenhauses Wien-Lainz; Leiter des Ludwig-Boltzmann-Instituts für Rheumatologie und Balneologie, Wien-Oberlaa:

„... Die Einschließung des alternden Menschen in heilgymnastische Bewegungsprogramme ist heute schon ein wesentlicher und fester Bestandteil im gesamten therapeutischen Konzept der gerontologischen Praxis. Ihre Wirksamkeit ist von der Qualität der Übungsbehandlung ebenso wie von deren Quantität abhängig. Letztere wird bestimmt von der Intensität der Einzelübungen und besonders von der Kontinuität der Übungsausführung.*

Beim alternden Menschen überwiegen, vom rheumatologischen Gesichtspunkt aus gesehen, Aufbrauchserscheinungen des Stammskeletts sowie der großen tragenden Gelenke. Diese Funktionssysteme sind besonders für bewegungstherapeutische Maßnahmen gut zugänglich. Die ideale Symbiose der Kombinierung von Bewegung und Angleichung der motorischen Fähigkeiten des einzelnen stellt die Ausnützung des Wasserauftriebs und damit die Ausnützung der optimalen Funktionsaktivität des alternden Menschen dar.

Das vorliegende Anleitungsbuch ermöglicht es, therapeutisch abgestimmt Übungsprogramme selbständig auszuführen. Es wird auf folgende therapeutischen Ziele eingegangen:
1. Mobilisation der gesamten Wirbelsäule und des Thorax,
2. Mobilisation stammnaher Gelenke,
3. Kräftigung der Haltungsmuskulatur und
4. Dehnung kontrakter Muskelgruppen.

Vom rheumatologischen Standpunkt aus stellt die Rehabilitation erkrankter Gelenke und Funktionsgruppen mit Einschluß eigentherapeutischer Übungen einen wesentlichen Bestandteil für die Motivation des Patienten dar. Von diesem Gesichtspunkt aus ermöglichen die vom Autor zusammengestellten Übungen eine wesentliche Selbsthilfe für den Patienten."

DIE SCHWIMMARTEN UND IHRE TECHNIKEN IN KRITISCHER SICHT

I „Richtige Technik" bedeutet, ausgehend von den natürlichen Bewegungs-
gesetzen des Körpers (körpergemäß, den biologischen Normen entsprechend), den am meisten Kraft sparenden und daher zweckmäßigsten Bewegungsablauf zu entwickeln.

Brustschwimmen

Der schlechte, unsichere Schwimmer hat Angst, beim Atmen Wasser in die
Atemwege zu bekommen. Daraus ergibt sich eine hohe Kopfhaltung während des Schwimmens. Dieses krampfhafte Über-Wasser-Halten des Kopfes
(Hohlnacken – Hohlkreuz) führt zu Verspannungen der Nacken- und Lendenmuskulatur. Aus dieser Haltung der Wirbelsäule (der Ausdruck „Haltung" erscheint hier trotz eines Bewegungsablaufs angebracht) müssen die oft
falsch angesetzten und verlaufenden Tempi ausgeführt werden.

Preßatmung erhöht meist noch zusätzlich die Verspannung des Körpers,
bewirkt eine ungünstige Blutverteilung und läßt dadurch das Schwimmen zu
einer anaeroben Arbeit (ohne genügende Sauerstoffbereitstellung in der arbei-
tenden Muskulatur) werden.

Über die zentrale Funktionseinheit der Wirbelsäule – als bewegliche Achse des Körpers – werden die Bewegungen der Extremitäten gesteuert. Durch
die oben beschriebene verkrampfte Haltung sowie durch die Symmetrie der
Bewegung beim Brustschwimmen, die noch dazu gegen den Wasserwiderstand ausgeführt werden muß, wird aber die Wirbelsäule förmlich eingekeilt,
fixiert. Die Folge ist ein unphysiologischer Bewegungsablauf, besonders im
Nahbereich der oft schon geschädigten Wirbelsäule. (Beim Armtempo des
Delphinschwimmens tritt dieser Umstand noch deutlicher hervor.)

Das Brustschwimmen ist für die meisten Menschen die Anfangsschwimmart und ist auch wegen der guten Übersicht des Schwimmenden am besten geeignet, vor allem in Bädern längere Strecken zu bewältigen. Daraus ergibt
sich die Notwendigkeit, den gesundheitlichen Wert dieses Stils auch für
Rücken- und Gelenksleidende zu nützen, indem alle negativen Begleiterscheinungen möglichst ausgeschaltet werden.

Wie soll das geschehen?

Oberster Grundsatz ist: Die A t m u n g bestimmt das Tempo – und zwar
den Ablauf der Bewegung (Motorik), den zeitlichen Ablauf (Timing) und damit die Geschwindigkeit des Schwimmers.

Das Einatmen (kurz und intensiv) erfolgt knapp über dem Wasser durch den Mund, das Ausatmen (lang und kräftig) ins Wasser – beginnend mit dem Senken des Kopfes beim Vorführen der Arme, kurz vor dem Eintauchen des Gesichts – durch Mund und Nase (hauptsächlich ist es ein Ausblasen durch die fast geschlossenen Lippen).

Das kontinuierliche Ausatmen soll sich beim Anheben des Kopfes verstärken – Mund und Nase kommen dabei über die Wasserlinie –, um Wassertropfen, die über das Gesicht fließen, vor dem Einatmen wegblasen zu können. (Beim Auftauchen nicht die Augen auswischen!)

Jede Phase muß genau ausgeführt und automatisiert werden. Dies ist berechtigt zu fordern, weil die Atmung der Schlüssel für den gesamten Bewegungsablauf ist. Die oben beschriebene Atemtechnik kann sogar im Waschbecken (durch Eintauchen des Gesichts ins Wasser) geübt und voll erlernt werden.

Übungsformen, wie sie im Kapitel „Wasser-Gymnastik in Verbindung mit Schwimmen" enthalten sind, vermögen die richtige Atmung ständig zu verbessern.

Um das für den Wasserdruck – ebenso für Erkrankungen – empfindlichste Organ, die Ohren, daran zu gewöhnen, muß aber auch das Ausatmen unter Wasser geübt werden (im Rahmen der Wassergewöhnungsübungen, z. B. Tauchgleiten).

In diesem Zusammenhang wird eine ärztliche Untersuchung der Sinnesorgane, vor allem der Ohren, auf Wassertauglichkeit ausdrücklich empfohlen.

Für den Start hat sich folgende Vorgangsweise bewährt: Nach dem Abkühlen sollte man im Stehen oder an der Wand (mit Halt an der Rinne) drei- bis viermal den Atemrhythmus wiederholen und nach dem „Abstoßen beim Ausatmen" diesen Rhythmus auf das Schwimmen übertragen. Der Kältereiz, der beim sofortigen Wegschwimmen das Atmen erschwert, wird so weitgehend überwunden.

Da gerade das Schwimmen als aerobes Training – mit ausreichender Sauerstoffzufuhr an die arbeitende Muskulatur – die körperliche Gesamtverfassung zu verbessern vermag (Fitneß) und somit von unschätzbarem gesundheitlichen Wert ist, sei auch unter diesem Aspekt auf die Bedeutung der richtigen Atemtechnik hingewiesen.

Darstellung des Atemvorgangs

Grundsätzlich gilt, daß die Atmung unwillkürlich vor sich geht (Steuerung durch das Atemzentrum). Dabei wird das Ausatmen bei ruhiger Atmung durch Erschlaffung (Entspannung) der Atemmuskulatur ausgelöst.

Bei körperlicher Arbeit (Belastung), wenn das Atembedürfnis größer wird, verstärkt sich automatisch die Mehrarbeit der eigentlichen Atemmuskeln (Zwerchfell, äußere Zwischenrippenmuskeln), und es wird zusätzlich die Atemhilfsmuskulatur eingesetzt (Halsmuskulatur und Brustmuskulatur beim Einatmen, Bauchmuskulatur und innere Zwischenrippenmuskulatur beim Ausatmen).

„Die Atemmuskulatur muß hauptsächlich Arbeit gegen
– die elastischen Widerstände von Lunge und Thorax und
– die Strömungswiderstände der Gase in den Atemwegen leisten...
Normalerweise überwinden bei der Exspiration (Ausatmung) die elasti-
schen Kräfte die auftretenden Strömungswiderstände – die Exspiration ist
also ein passiver Vorgang. Bei verstärkter Arbeit wird auch bei Exspiration
aktive Arbeit notwendig, denn die Strömungswiderstände werden so groß,
daß die elastischen Kräfte allein nicht mehr ausreichen.“   (de Marées)

Trotz Mehrarbeit bleiben aber die elastischen Kräfte bei der Ausatmungsbewe-
gung dominierend. Eine Vertiefung der Atmung sollte daher nur über ein ver-
stärktes Ausatmen angestrebt werden.

Ganz wichtig ist, daß der Atemvorgang nicht unterbrochen wird – z. B.
durch Anhalten der Luft –, da nur so der Atemrhythmus das Tempo des
Schwimmens bestimmen kann.

Zum Unterschied von Leistungsschwimmern, die beim Brustschwimmen
bewußt in einer Phase die Luft anhalten und dies auch trainieren (u. a. um
eine günstigere Wasserlage zu erreichen und um zur sogenannten „Explosiv-
atmung“ zu kommen), neigt der unsichere Schwimmer unbewußt dazu, sich
ein Luftkissen zu erhalten; überdies beherrscht er auch meist das Ausatmen
ins Wasser nicht. Wenn der Beginn des Ausatmens sich nicht unmittelbar an
das Einatmen anschließt, also nicht schon über Wasser erfolgt (bevor das Gesicht eintaucht), ist die Atmung – wenn auch noch so kurz – bereits unterbrochen. Der neue Ansatz zum Ausatmen (unter Wasser) fällt nun besonders
schwer, weil er auch noch gegen den Wasserwiderstand erfolgen muß.

Der Schwimmer atmet deshalb oft während der Gleitphase überhaupt
nicht aus (außerdem hat er so den vermeintlichen „Vorteil“ des Luftkissens),
so daß nach dem Herausheben des Kopfes über Wasser das Aus- und Einatmen in kürzester Zeit erfolgen muß. Der Atemrhythmus – und damit der
Bewegungsfluß – wird dadurch entscheidend gestört.

Durch das Anhalten der Luft nach dem Einatmen kommt es zu einem Fest-
stellen des Brustkorbs und damit zum Beibehalten der Atemmuskulaturspan-
nung; die elastischen Kräfte, die für die Entspannung (ruhige Ausatmung)
sorgen, können dann nicht wirksam werden. Diese Unterbrechung hat zur
Folge, daß der bewegungsphysiologisch so wirksame unmittelbare und auto-
matische Übergang von der Spannung zur Entspannung durch einen bewuß-
ten Ansatz der Ausatmungsbewegung ersetzt werden muß.

Eine weitere nachteilige Wirkung des Luftanhaltens ergibt sich dadurch,
daß der Spannungszustand der Atemmuskulatur ein optimales Entspannen
der Gesamtmuskulatur während des Gleitens weitgehend verhindert. Somit
wird die für die Dauerleistung unbedingt notwendige Entspannungs(Erho-
lungs)phase deutlich reduziert. (Beschreibung der Gleitphase: siehe „Schwimmen als Therapie“, S. 134.)

Die größte Störung des Bewegungsablaufs beim Schwimmen wird durch Pressung verursacht.

Für den schlechten Schwimmer kann die Anstrengung bzw. die Konzentration – bedingt durch die Unsicherheit im Wasser – so groß werden, daß damit die Gefahr der Preßatmung verbunden ist.

> *Jede große Anstrengung bewirkt einen vermehrten Krafteinsatz. Dieser kann zu einer Pressung führen:*
> *Nach einem tiefen Einatmen wird nach dem Verschließen von Mund und Nase eine heftige Ausatmungsbewegung bei geschlossener Stimmritze gemacht. Dadurch kommt es zu einem starken Druckanstieg in der Lunge, verbunden mit einer Überbelastung des Herzens. Erst nach Sekunden entweicht, mit hörbarem Zischen aus dem geöffneten Mund, die zusammengepreßte kohlensäureüberladene Lungenluft.*
> *Die Pressung hat demnach schädigende Wirkungen auf Herz, Kreislauf und Atmung zur Folge.*

Durch die Preßatmung wird der Bewegungsvorgang des Schwimmens bewegungsmechanisch und -physiologisch entscheidend gestört. Die sich daraus ergebenden Verspannungen führen zu Erschöpfungszuständen, die eine Dauerleistung unmöglich machen.

Richtiges Atmen dagegen führt die Bewegung, ermöglicht das richtige Verhältnis zwischen Spannung und Entspannung, regelt damit die Durchblutung und die Sauerstoffversorgung der Muskeln und schafft so die Voraussetzungen für die Ausdauerleistung.

> *Die Muskulatur kann Dauerleistungen nur bei ausgeglichener Energiebilanz durchführen, d. h. die Versorgung der Muskulatur mit Sauerstoff und Nährstoffen muß den Energieausgaben der Muskulatur angepaßt sein (steady-state).*
>
> (de Marées)

Schwimmen als aerobes Training führt zu einer umfassenden und wirksamen Steigerung der Atem-, Kreislauf- und Stoffwechselvorgänge im Körper.

KÖRPERGEMÄSSER UND PHYSIOLOGISCH GÜNSTIGER BEWEGUNGSABLAUF DES BRUSTSCHWIMMENS

Körpergemäß: bewegungsmechanisch richtig
Physiologisch günstig: optimale Bedingungen für Herz, Kreislauf und Atmung
Damit werden die Voraussetzungen für die beste Dosierungsmöglichkeit der Belastung während des Ablaufs der Bewegung geschaffen.

Armbewegung

Nach dem Vorbringen der Arme zum Gleiten beginnt die Zugphase mit dem Auseinanderführen der Arme. Dabei werden die Handflächen etwas nach außen gedreht und leicht gewölbt. Die Arme werden seitlich-abwärts gezogen und allmählich in den Ellbogen gebeugt. Unter Vernachlässigung der Druckphase werden sie sodann zur Mitte v o r die Brust geführt (die Handflächen der nebeneinander liegenden Hände zeigen nach unten) und anschließend wieder nach vorne gebracht (Gleitlage).

Atmung

Synchron mit der Zugphase des Armtempos wird der Kopf vorhoch gehoben, unterstützt durch ein leichtes Heben des Oberkörpers. Der Mund kommt dabei so hoch über die Wasseroberfläche, daß nach Wegblasen der Wassertropfen ein sicheres intensives Einatmen (durch den Mund) gewährleistet ist. Gleich anschließend – also ohne die Luft anzuhalten – beginnt das Ausatmen (durch Mund und Nase) ins Wasser, noch bevor das Gesicht beim Senken des Kopfes das Wasser berührt und die Arme nach vorne gleiten.

Beinbewegung der Schubgrätsche

Beim Anziehen der Beine öffnen (grätschen) diese erst spät – wobei die Knie nicht über Schulterbreite auseinandergehen – und werden nur so weit angezogen, daß die Oberschenkel noch nicht die Senkrechte erreichen (Knie h i n t e r dem Körper).

Beim Strecken und Schließen der Beine drücken die Fußsohlen schräg nach unten. Dieser so ausgelöste Schub (Schubgrätsche) ermöglicht eine gut dosierbare Belastung der Hüft- und Kniegelenke und bringt die Hüften in eine günstige Position für die anschließende Gleitlage, die Phase der Entspannung. (Besonders wichtige methodisch-didaktische und technische Hinweise: S. 121 f.)

Gesamtbewegung

Durch das Vernachlässigen der Druckphase wird der Bewegungsumfang des Armtempos geringer. Da außerdem beim Beintempo die Knie später öffnen, kann das Anziehen der Beine bereits während der Zugphase des Armtempos beginnen (also nicht erst beim Übergang von der Zugphase zur Druckphase).

Ein Nachteil für die Vortriebswirkung des Armzugs tritt dadurch nicht ein, weil das Spreizen der Oberschenkel erst später erfolgt und somit kein Entgegenwirken zum Armtempo entsteht.

Entscheidend ist, daß das Vorbringen der Arme (und Senken des Kopfes – Ausatmen) mit dem Strecken und Schließen der Beine zusammenfällt, wodurch sich der Bewegungsrhythmus dem Atemrhythmus angleicht.

Damit Arme und Beine rationell im Wasser wirken können und eine harmonisch aufeinander abgestimmte Folge von Arm- und Beineinsatz gewährleistet wird, ist eine entsprechende Lage des Körpers im Wasser erforderlich:

Bei dieser sogenannten „Gleitbootlage" bildet der gestreckte, jedoch nicht angespannte Körper mit der Wasseroberfläche einen kleinen Winkel, so daß die Schultern höher im Wasser liegen (Schulterhöhe knapp über der Wasserlinie) als Hüften und Beine. Dabei ist der Kopf leicht angehoben (Wasserlinie zwischen Augenbrauen und Haaransatz).

Die Wasserlage wird durch die Kopfhaltung weitgehend beeinflußt: Wird der Kopf zu hoch gehalten, sinken die Beine zu sehr ab; wird dagegen der Kopf zu sehr gesenkt, kommen die Beine zu nahe an die Wasseroberfläche.

Die beste Schwimmlage kann sich daher nur aufgrund einer richtigen Kopfhaltung einstellen, die wiederum eine richtige Atemtechnik voraussetzt.

Dieser Bewegungsablauf ist anzustreben...

(haben Sie dabei Geduld – das Umlernen fällt nicht leicht)

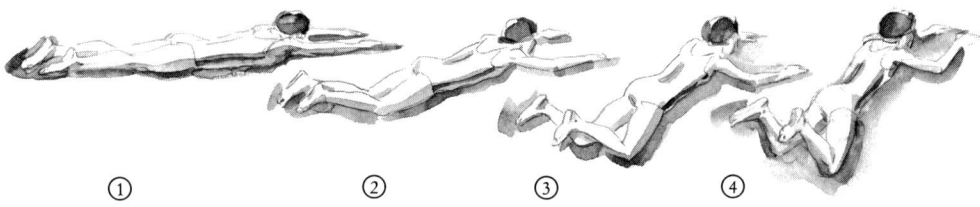

Nach dem Gleiten beginnt die Zugphase mit dem Auseinanderführen der Arme, bis die Hände gerade noch im Blickfeld sind. Dabei werden sie seitlich-abwärts gezogen und allmählich in den Ellbogen gebeugt. Gleichzeitig wird der Kopf aus dem Wasser gehoben, verbunden mit einem leichten Heben des Oberkörpers. Beim Anziehen der Beine öffnen (grätschen) diese erst spät – wobei die Knie nicht über Schulterbreite auseinandergehen – und werden nur so weit angezogen, daß die Oberschenkel noch nicht die Senkrechte erreichen (Knie **hinter** dem Körper)

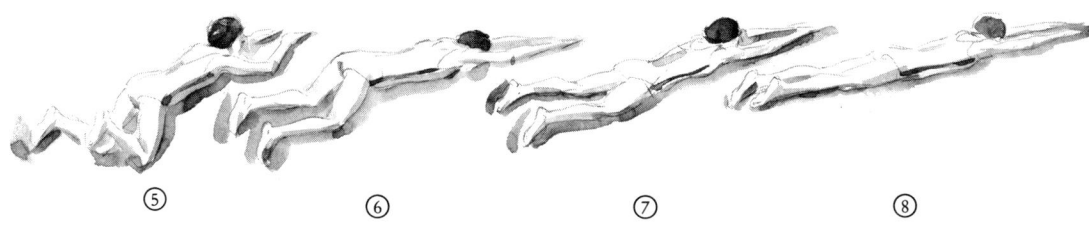

Unter Vernachlässigung der Druckphase werden die Arme **vor** die Brust geführt – wobei die Handflächen der nebeneinander liegenden Hände nach unten zeigen –, anschließend gleiten die Arme wieder nach vorne. Beim Strecken und Schließen der Beine drücken die Fußsohlen **schräg nach unten** (gut dosierbare Belastung der Hüft- und Kniegelenke). Die so ausgeführte Schubgrätsche bringt die Hüften in eine günstige Position zum anschließenden Gleiten (Phase der Entspannung).

Aus einem leichten Hohlkreuz (Bild 4) kommt es durch den Schub schräg nach unten (Bild 5) – verbunden mit einem Senken des Kopfes beim Vorgleiten der Arme – zu einer leichten Beugung der Lendenwirbelsäule (Bild 6) mit anschließendem Strecken (Bild 7)

...jener sollte vermieden werden

Kein Gleiten,
Arm- und Beintempo
beginnen zu früh

①

Weites Öffnen der
Arme,
Anhocken der Beine

②

Druckphase stark
betont,
Spreizen der Ober-
schenkel

③

Kurzer kräftiger Druck,
Arme **unter** der Brust
Knie **unter** dem Körper

④

⑤

Schnell angesetzer Armstoß,
Beine nach hinten zur Seite gestoßen und gestreckt geschlossen

Arm- und Beintempo beginnen zu früh,
keine Entspannung

⑥

Nach einer kurzen Beugung der Lendenwirbelsäule durch das Anhocken der Beine unter den Körper
(Bild 4) kommt es beim Nach-hinten-Stoßen der Beine zu einer starken Hohlkreuzbildung (Bild 5), die infolge der hohen Kopfhaltung beibehalten wird (Bild 6)

91

BEWEGUNGSABLAUF DES BRUSTSCHWIMMENS, DER ZU SCHÄDEN FÜHREN KANN

...und besonders bei älteren Menschen weit verbreitet ist

Wenn Schwimmen als Prophylaxe und vor allem als Therapie angewendet werden soll, müssen alle möglichen Fehler deutlich und für jedermann erkennbar hervorgehoben werden, um unphysiologische Belastungen zu vermeiden.

Armbewegung

Die Arme werden übertrieben weit geöffnet. Die Druckphase wird überbetont, um den Kopf beim Einatmen möglichst hoch über Wasser zu halten (Hohlnacken – Hohlkreuz, S 84). Mit einem kurzen, kräftigen Druck werden die Arme dicht **unter** die Brust geführt, die Hände gefaltet. Die dadurch entstehende unsichere Gleichgewichtslage verlangt einen schnell angesetzten Stoß, um diese Unsicherheit auszugleichen. Dabei ist der Schwimmer bestrebt, mit dem Gesicht nicht ins Wasser zu kommen, weshalb er den Kopf stark in den Nacken nimmt. Dies verstärkt die Hohlkreuzbildung noch (Seite 91, Bild 5), und zwar gerade in jener Phase, in der der heftige Grätschstoß der Beine nach hinten erfolgt.

Der vorhin beschriebene rasche Übergang vom ruckartigen Druck zum Stoß der Arme im Nahbereich der fixierten Wirbelsäule und die gleichzeitige Stoßgrätsche der Beine ergeben eine große Belastung der Wirbelsäule.

Da die Tempi ohne Gleitphase aufeinanderfolgen, kommt es zu keiner Entspannung.

Beinbewegung der Stoßgrätsche (Keilaktion)

Die Beine werden bei gleichzeitigem Spreizen der Oberschenkel angehockt und die Knie **unter** den Körper genommen. Mit einer weiten Grätsche werden nun die Beine und Füße nach hinten gestoßen und gestreckt geschlossen.

Die Stoßgrätsche kann bei extremer Beinspreizung zu Beschwerden im Hüftgelenk führen. Besondere Vorsicht ist daher vor und nach einer Hüftgelenksoperation geboten (Kapitel „Schwimmen bei Gelenkersatz").

Eine falsche Atemtechnik führt meist zur Preßatmung, wodurch die Verspannung des Körpers noch zusätzlich erhöht wird. Der gestörte Atemrhythmus beeinträchtigt den Bewegungsrhythmus und damit die Gesamtbewegung.

Beinbewegung der Schwunggrätsche (Peitschenaktion)

Beim Anziehen und gleichzeitigen Grätschen der Beine bleiben wegen des seitlichen Wasserwiderstandes die Füße beisammen, während die Knie immer weiter öffnen. Nachdem aus dieser Stellung der Unterschenkel (Vorbereitungsphase) die besonders aktive Hauptphase des schwungvollen „Nach-hinten-Grätschens" erfolgt, kommt es zu einem Kreisen der Unterschenkel und damit zu einer vermehrten Belastung der Kniegelenke, die infolge des gleichzeitigen Drucks durch das Schließen der Beine noch erhöht wird.

Da sich die oben beschriebene Ausholbewegung wegen des Wasserwiderstandes beinahe automatisch einstellt, ist schon von Anfang an auf eine richtige Vorbereitungsphase (siehe Schubgrätsche, S. 121 f.) zu achten.

Dies gilt besonders, wenn bei Kindern und Jugendlichen das Schwimmen als Prophylaxe angewandt wird bzw. im fortgeschrittenen Alter bei Aufbrauchserscheinungen als Therapie.

Wie sehr die extreme Form der Schwunggrätsche im Leistungssport schon in der Jugend zu Schäden führen kann, ist den folgenden Aussagen von Fachleuten zu entnehmen.

Aussagen zur Schwunggrätsche

...des Lehrers: (Doz. Dr. Annemarie Seybold, Pädagogische Hochschule Nürnberg – Sportunterricht im Dienste der Gesundheitserziehung, in: Pädagogische Welt, 33. Jahrgang (1979), Nr. 5, S. 262)

> „Das Brustschwimmen wird heute auch in der Schule mit dem Trichterschwung gelehrt, bei dem die Unterschenkel in einer Kreisbewegung um die nur noch handbreit geöffneten Knie schwingen. Diese schnellere Beinbewegung fordert auch eine schnellere Armbewegung und verkürzt oder beseitigt die Gleitphase. Für Wettschwimmer ist diese Technik günstiger. Sie schwimmen nicht ihrer Gesundheit wegen. Unsere Schüler werden aber keine Wettschwimmer...
> Die unphysiologische Belastung der Knie durch die Trichterschwungtechnik hat seit ihrer Verbreitung zu einer massiven Zunahme der Knieverletzungen bei Leistungsschwimmern geführt."

...des Trainers: (Prof. James E. Counsilman, Indiana-Universität Bloomington/USA, Trainer weltbekannter amerikanischer Schwimmer – in: Schwimmen, Limpert-Verlag, S. 98)

> „Eine ganze Reihe von Brustschwimmern klagen über Schmerzen in den Knien. In einigen Fällen erreichte der Schmerz ein solches Ausmaß, daß der Schwimmer zu anderen Lagen überwechseln mußte. Der Schmerz kann durch Muskelverletzungen hervorgerufen werden, wird aber am häufigsten durch Verletzungen der Bänder oder Sehnen verursacht."

...des Arztes: (Prof. Dr. Klaus Steinbrück, Prof. Dr. G. Rompe, Orthopädische Universitätsklinik Heidelberg – in: Orthopädische Praxis, Heft 8/1979, S. 685)

> *„Bei der heute geübten Technik der Schwunggrätsche werden die kaum gespreizten Knie extrem gebeugt, bis die Fersen fast das Gesäß berühren. In dieser Position wird der Unterschenkel extrem außenrotiert und die Vorwärtsbewegung anschließend durch ein peitschenschlagartiges Schließen und Strecken der Beine erreicht. Besonders in der Phase der extremen Außenrotation kommt es zur Überdehnung des inneren Seitenbandes mit Überbelastung am Ursprung."*

Schwunggrätsche

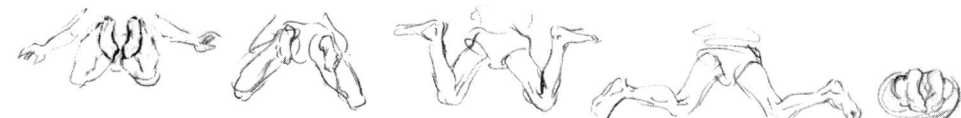

Beim Anziehen und gleichzeitigen Grätschen der Beine bleiben die Füße fast beisammen, während die Knie deutlich öffnen. Durch das schwungvolle „Nach-hinten-Grätschen" und Schließen kommt es zu einem Kreisen der Unterschenkel

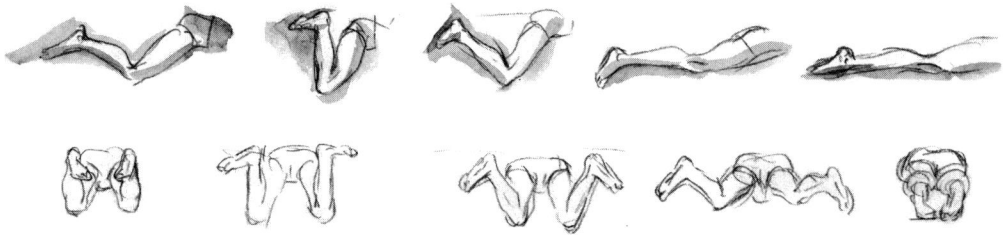

Phasen der Schwunggrätsche bei Leistungsschwimmern:
extreme Außenrotation der Unterschenkel

Seitenschwimmen

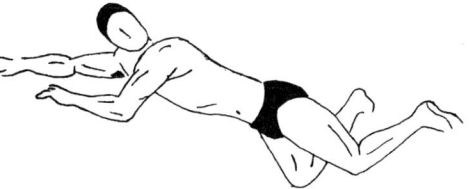

Diese Schwimmlage ergibt sich von selbst aus dem Brustschwimmen und hat den Vorteil des unsymmetrischen Ablaufs.

Die Kopflage in seitlicher Position erleichtert das Atmen wesentlich.

Durch das leichte Seitdrehen des Rumpfes ergibt sich eine besonders günstige Wirkung auf die Wirbelsäule. Diese Wirkung wird noch gesteigert, wenn man die Seitlage nach einigen Tempi wechselt.

Das Seitenschwimmen kommt der individuellen Eigenart und dem Können des Schwimmers am meisten entgegen, weil durch die variable „Technik" aufgrund des unsymmetrischen Bewegungsablaufs ein Angleichen an die körperlichen Gegebenheiten ermöglicht wird. (Hinweise im Kapitel „Schwimmen bei Gelenkersatz", S. 130).

Auch für eine optimale Dosierung entsprechend der jeweiligen Leistungsfähigkeit ist diese Schwimmart besonders geeignet.

Rückenschwimmen

In dieser Schwimmlage besteht eine stets gleichmäßige leichte Rundrückenbildung. Dadurch wird eine günstige Vermittlung (Steuerung) der Bewegungen der Extremitäten aus der zentralen Funktion der Wirbelsäule ermöglicht.

Das Atmen wird wesentlich erleichtert, da sich Mund und Nase über Wasser befinden und überdies der Wasserdruck (auf Brust und Bauch) bedeutend herabgesetzt ist.

Beim Anfänger und unsicheren Schwimmer ist das „Auf-das-Wasser-Legen" mit großen Hemmungen verbunden. Diese müssen unbedingt vor den ersten Schwimmversuchen in Rückenlage durch entsprechende Vorübungen abgebaut werden. Ebenso wichtig für das Sicherheitsgefühl des Schwimmers ist das Üben des „Aufstehenkönnens" aus der Rückenlage (im brusttiefen Wasser).

Armtempo

Die Arme werden im Wasser leicht gebeugt bis zur Seithalte in Schulterhöhe geführt und dann zum Körper hin gestreckt, wobei die Handflächen bis zu den Oberschenkeln gegen das Wasser drücken (Zug/Druck-Phase). Werden die Arme herausgehoben und über Wasser seitgeschwungen, kommt eine Schwungphase hinzu. Je nach Beweglichkeit in den Schultergelenken können die Arme über die Schulterhöhe hinaus geschwungen werden.

Das Herausheben der Arme wird erleichtert, wenn sich am Ende der

Druckphase die Handflächen in Höhe der Oberschenkel vom Wasser abdrücken.

Die **Atmung** muß gleichmäßig ablaufen, darf also keine Unterbrechung erfahren.

Einatmen – Schwungphase, Ausatmen – Zug/Druck-Phase

Beintempo

Der Bewegungsablauf ist ähnlich wie beim Brustschwimmen; das Drücken der Fußsohlen erfolgt schräg nach oben (beim Brustschwimmen schräg nach unten).

Für das Üben sind der Beckenrand, knietiefes Wasser und die Stiege sehr gut geeignet (methodisch-didaktische und technische Hinweise: S. 121 f.).

Gesamtbewegung

Gleichzeitig mit der Schwungphase der Arme beginnt das Anziehen der Beine, das Strecken fällt mit der Zug/Druck-Phase zusammen – Gleitphase.

Jedes Üben und Schwimmen sollte aus einem Abstoß zum Gleiten angesetzt werden.

Kraulschwimmen

Von der Schwimmlage, vom Ansatz und Verlauf der Tempos sowie vom Zusammenspiel aller Bewegungen her, ist Kraulen die empfehlenswerteste Schwimmart, da im Bewegungsablauf kaum Belastungen auftreten, die Schäden an der Wirbelsäule oder am Bewegungsapparat verursachen könnten.

Das **Armtempo** mit dem ausgeprägten Wechsel von Spannung (Zug/Druck-Phase im Wasser) und Entspannung (Schwungphase über Wasser) verlangt einen kräftigen Arm- und Schultereinsatz.

Die wechselseitig-symmetrische Streckung der Wirbelsäulenmuskulatur beim Kraulen schafft eine gute muskuläre Führung und Stabilisierung der Wirbelsäule.

Beim **Beintempo** werden größere Muskelgruppen (Becken und Oberschenkel) in einem gleichmäßigen geradlinigen Bewegungsablauf eingesetzt, wobei im Hüft-, Knie- und Fußgelenk die Bewegungen scharnierförmig (gelenkschonend) erfolgen.

In der **Gesamtbewegung** werden die Arm- und Beinbewegungen meist im Sechser-Rhythmus koordiniert. Auf einen vollständigen Armzyklus werden sechs Schläge jedes Beines ausgeführt (drei abwärts, drei aufwärts).

Durch die wechselseitige Bewegung der Arme (aber auch der Beine) wird ein gleichmäßiger Vortrieb – also ein stoßfreies Schwimmen – gewährleistet.

▌ *Das Kraulen ist also eine Schwimmart, die für die Prophylaxe und Therapie*
▌ *besonders gut geeignet ist.*

Rückenkraulen

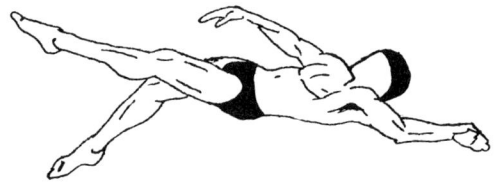

Das Rückenkraulen hat den Vorteil, daß es gegenüber dem Brustkraulen leichter zu erlernen ist. In der Rückenlage drängt sich von selbst die Bewegung eines „Auf-Ab" der Beine und eine tellernde Bewegung der Arme und Hände zum Ausbalancieren auf (s. S. 126). Aus diesen einfachsten Anfängen läßt sich auch mit älteren Menschen das Schwimmen in dieser wohl besten Wasserlage erlernen.

Die leichte gleichmäßige Rundrückenbildung und der wechselseitige Armzug, der seitlich vom Körper erfolgt, üben auf die Bewegung der Wirbelsäule eine besonders günstige Wirkung aus.

A r m b e w e g u n g

Die Zugphase beginnt mit dem Fassen des Wassers durch die Hand, die möglichst rechtwinkelig zur Druckrichtung gestellt sein soll – dabei wird der Arm im Ellbogen immer mehr gebeugt –, und geht bei leichter Steigerung der Geschwindigkeit in die Druckphase über, wobei gegen Ende der Unterwasserbewegung der Arm zur Streckung kommt. Am Ende der Druckphase erfolgt nahe dem Oberschenkel ein kurzes Abdrücken der Hand vom Wasser. Diese rasche Bewegung leitet die Schwungphase ein: Der Arm wird seitlich vom Körper, möglichst entspannt, über Wasser nach hinten geschwungen und taucht gestreckt (bei schwächeren Schwimmern leicht im Ellbogen gebeugt) schräg hinter der Schulter ins Wasser, wobei die Hand nach außen zeigt und der kleine Finger zuerst eintaucht (s. Foto S. 76).

Aus der Armbewegung (leichtes Absinken des Armes nach dem Eintauchen ins Wasser – Abdrücken der Hand und des Unterarms vom Wasser) ergibt sich eine leichte Rollbewegung des Körpers um die Längsachse (Schultern und Hüften synchron), während der Kopf ruhig bleibt (siehe Bild oben). Wichtig (und schwierig) ist, daß die Armbewegung in keiner Phase unterbrochen werden darf, was auch für die Atmung gilt.

Der Atemrhythmus wird mit dem Bewegungsrhythmus *eines* Armes gekoppelt, das heißt: „Schwungphase beim Einatmen – Zug/Druck-Phase beim Ausatmen."

Dadurch wird auch ein gleichmäßiger Ablauf der G e s a m t b e w e g u n g erreicht.

B e i n b e w e g u n g

In dieser Schwimmlage besteht die Möglichkeit, den Beinschlag ständig zu beobachten.

Der Bewegungsimpuls geht von der Hüfte aus. Das Bein bewegt sich gestreckt (mit gelöster Fußhaltung) nach unten. Knapp bevor die Fußspitze den tiefsten Punkt erreicht, setzt die Aufwärtsbewegung des Oberschenkels – von der Hüfte ausgehend – ein. Bedingt durch den Druck des Wassers auf die Vorderseite des Unterschenkels und den Fußrist, erfolgt eine Beugung des Beines im Kniegelenk. Das Strecken des leicht gebeugten Beines wird durch eine Gegenbewegung des Oberschenkels (Abwärtsbewegung) ausgelöst, noch bevor die Fußspitze den oberen Umkehrpunkt erreicht hat.

Zu beachten ist, daß die Knie immer unter der Wasseroberfläche bleiben. (Technisch-methodische Hinweise: S. 77)

Brustkraulen

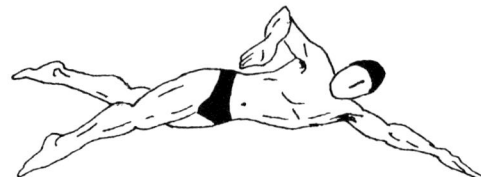

Die Atmung ist beim Brustkraulen für den physiologisch günstigen Ablauf der Bewegung von größter Bedeutung. Die Atemtechnik sollte deshalb besonders gut durch Wissenswertes darüber (S. 84 ff.) und vor allem durch Atemübungen aus dem Kapitel „Wasser-Gymnastik in Verbindung mit Schwimmen" vorbereitet und geübt werden.

Das Atmen wird erleichtert, wenn das Drehen des Kopfes, der etwas in den Nacken genommen wird, mit einem leichten Körperrollen (Schultern und Hüften synchron) zusammenfällt (siehe Bild oben).

Nach dem Einatmen (durch den Mund) im „Bugwellental" dreht der Kopf zusammen mit den Schultern nicht nur bis zur Mittelsenkrechten des Körpers, sondern noch darüber hinaus. Er rollt also während des Ausatmens (durch Mund und Nase) mit dem Körper um die Längsachse nach der anderen Seite und wieder zurück zum Einatmen.

Dieses leichte Körperrollen nach beiden Seiten kommt dem Atemrhythmus weitgehend entgegen, unterstützt den Bewegungsrhythmus und schafft optimale Bedingungen für die Bewegung der Wirbelsäule.

Armbewegung

Der Kraularmzug – die Hauptantriebskraft – besteht aus einer Zug/Druck-Phase und einer Schwungphase. Die Zugphase (im Wasser – vor dem Körper) geht ohne Unterbrechung in die Druckphase (unter dem Körper) über, wobei am Ende der Bewegung der Arm fast zur Streckung kommt. Den Abschluß bildet ein Abdrücken der Handflächen vom Wasser in Höhe der Oberschenkel. Beim folgenden entspannten und raschen Vorschwingen des Armes dicht über der Wasseroberfläche zeigt der Ellbogen nach oben. Die Hand taucht zuerst ins Wasser ein, dann erst der Arm. Das Eintauchen sollte vor der jeweiligen Schulter erfolgen (nicht über der gedachten Körperlängsachse).

Um ein stetiges Gleiten des Körpers im Wasser zu erreichen, muß der richtige Zusammenklang der Bewegungen beider Arme gewährleistet sein. Der über Wasser schwingende Arm ist schneller als der Gegenarm, der unter Wasser die Zug/Druck-Phase bewältigen muß. Diese Zeitverschiebung ist dadurch zu überbrücken, daß der Schwungarm vor dem Ansetzen des Armzugs wartet. Der Zug beginnt, wenn der über Wasser vorschwingende andere Arm sich etwa in Schulterhöhe befindet. Die Wartezeit ist demnach sehr kurz (siehe Bild).

Beinbewegung

Nur eine richtige Wasserlage ermöglicht einen richtigen Bewegungsablauf der Beine in ihrer ganzen Länge, in entsprechender Tiefe. Diese ist gegeben, wenn die Wasserlinie zwischen den Augenbrauen und dem Haaransatz liegt. (Zu hohe Kopfhaltung bewirkt ein Absinken der Beine, bei zu tiefer Kopfhaltung kommen die Beine zu nahe an die Wasseroberfläche.)

Der Beinschlag – der Impuls geht von der Hüfte aus – beginnt mit einer Abwärtsbewegung des Oberschenkels. Bedingt durch den Druck des Wassers auf die Vorderseite des Unterschenkels und den Fußrist, erfolgt eine Beugung des Beines im Kniegelenk. Das Strecken des leicht gebeugten Beines wird durch eine Gegenbewegung des Oberschenkels (Aufwärtsbewegung) ausgelöst, noch bevor die Fußspitze den untersten Punkt erreicht hat. Gegen Ende der Aufwärtsbewegung des nunmehr gestreckten Beines wird dieses, noch bevor der Fuß den obersten Punkt erreicht hat, durch die schon beginnende Abwärtsbewegung des Oberschenkels wieder gebeugt. Ein guter Vortrieb ist weitgehend von einer gelösten Fußhaltung abhängig.

Gesamtbewegung: siehe S. 96.

(Technisch-methodische Hinweise: S. 81 f.)

Delphinschwimmen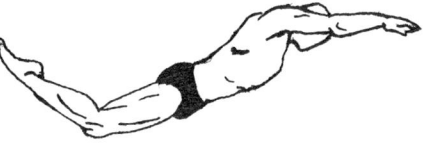

Da diese Schwimmart ausschließlich für den Leistungssport von Bedeutung ist, sei hier nur auf die großen Belastungen besonders der Wirbelsäule hingewiesen:

Delphinarmzug

siehe: „Schwimmarten in kritischer Sicht...“., S. 84.

Delphinbeinschlag (Fischschwanz-Beinschlag)

Leistungsschwimmer, die den Delphinstil trainieren, klagen häufig über Schmerzen in der Lendenwirbelsäule und Kreuzbeingegend. ... Beim Delphinstil sind die Wirbelsäule mit ihren Bändern und die gesamte Rücken- und Bauchmuskulatur, besonders aber der lumbosacrale Übergang, stärker belastet.

(Prokop)

HINWEISE FÜR DIE SICHERHEIT IM WASSER

Pulskontrolle (Leistungskontrolle)

Um keinen Schaden zu erleiden, anderseits aber die eigene Leistungsfähigkeit steigern zu können, ist das Wissen über die individuelle Pulszahl von großer Bedeutung.

Den Pulsschlag fühlt man am Handgelenk, am Herzen (Herzspitze) oder am Hals (Halsschlagader). Beim Zählen des Pulses darf man aber nicht zu fest drücken.

Die Formel zur Ermittlung des oberen Puls-Grenzwerts lautet:

180 minus Lebensalter

Dieser „Trainingspuls" gilt als Maß der Belastbarkeit. Er sollte also erreicht, aber nicht für längere Zeit wesentlich überschritten werden.

Ein zu hoher Puls kann sowohl auf Trainingsmangel als auch oft auf Übertraining zurückzuführen sein.

Wie sieht in der Praxis diese Kontrolle aus?
Z. B. für einen 60jährigen:

180 − 60 = 120 Schläge in der Minute, also
30 Schläge in 15 Sekunden

Für das Bewegen im Wasser ist jedoch folgender Hinweis zu beachten:

Für ein Training auf allgemeine aerobe Ausdauer sollten die empfohlenen Pulsfrequenzen im Wasser um 10 bis 15 Schläge pro Minute tiefer liegen, um eine oft nicht empfundene Überforderung zu vermeiden. (Eckert)

Nachdem in den meisten Bädern (Hallenbädern) Uhren mit Sekundenzeiger gut sichtbar angebracht sind, kann auch der einzelne sich ohne weiteres ständig überprüfen.

Abgesehen von diesen allgemein gültigen Richtlinien, muß vor allem bei gefährdeten Personen die individuelle Belastbarkeit jeweils vom Arzt festgelegt und laufend kontrolliert werden, da Überbelastungen zu kardiovaskulären Schäden führen können.

In diesem Zusammenhang sei aber auch auf die Kontraindikationen der Bewegungstherapie im Wasser auf S. 137 hingewiesen.

Verwendung von Schwimmhilfen

Wenn jemand – aus welchen Gründen auch immer – sich im Wasser so unsicher fühlt, daß er deswegen das Schwimmen nicht wagt bzw. es aufgeben müßte, erweisen sich „Schwimmflügel"*) als eine sehr hilfreiche und empfehlenswerte Maßnahme (und man braucht sich deswegen nicht zu schämen!). Dies gilt auch bei Gebrechen, die ein freies Schwimmen nicht zulassen.

Die dadurch gewonnene Sicherheit ermöglicht einen gelösten, ökonomischen Bewegungsablauf. Damit wird auch für diesen Personenkreis die Voraussetzung für eine Dauerleistung geschaffen.

Beim Schwimmen in offenen Gewässern haben besonders ältere Menschen Angst, von einem Krampf befallen zu werden. Auch hier ist die Verwendung von Schwimmhilfen anzuraten, weil damit eine gewisse Sicherheit gegeben ist.

Verhalten bei Muskelkrämpfen

Muskelkrämpfe bilden eine große Gefahr für den Schwimmer, besonders wenn er unvorbereitet davon überrascht wird und daher mit Angst und Panik reagiert. Es ist deshalb notwendig, die entsprechenden Gegenmaßnahmen zu kennen (Selbstrettung) und diese in das Übungsprogramm einzubeziehen.

Die Hauptursachen für Muskelkrämpfe sind: „ungeschickte" Bewegung, Muskelüberanstrengung, zu niedrige Wassertemperatur.

Das Wichtigste ist, Ruhe zu bewahren und zu versuchen, zum Beckenrand (Ufer) zu schwimmen, zumal fast nie ein Arm und ein Bein gleichzeitig vom Krampf befallen werden. Die Rückenlage (zwecks Freihalten der Atemwege) oder auch die Seitenlage (unsymmetrischer Bewegungsablauf) sind hierfür am besten geeignet.

Nach dem Verlassen des Wassers wird der Krampf durch Spannen und Entspannen der Muskulatur gelöst, die Durchblutung durch Massieren und Frottieren angeregt. Anschließend wird der betroffene Körperteil warmgehalten.

Selbsthilfe im Wasser

Rückenlage oder Wassertreten – verkrampftes (verspanntes) Muskelgewebe langsam ü b e r spannen, anschließend den Krampf durch möglichst starkes Dehnen des betreffenden Muskels lösen (vorsichtig beginnen, dann die Dehnstellung längere Zeit halten).

Trotz des Schmerzes Ruhe bewahren!

---

*) „Schwimmflügel" – aufblasbare manschettenförmige Ringe aus Kunststoff, die sich durch das Aufblasen fest um die Oberarme legen.

Die folgenden *Maßnahmen zur Selbstrettung* wurden dem Buch „Schwimmen – Tauchen – Retten" (Lehrbuch der Arbeitsgemeinschaft für das österreichische Wasserrettungswesen im Bundesministerium für Unterricht und Kunst), mit freundlicher Genehmigung des Landesverbandes Salzburg, entnommen.

FINGERKRAMPF

Merkmal	Finger weit von der Hand gespreizt.
Gegenmaßnahmen	Hand zur Faust ballen und die Finger wieder wegstrecken.
Schwimmlage	Wassertreten, Rückenlage, bei Brustschwimmen Finger beim Armzug spreizen, beim Vorbringen des Armes Faust bilden.

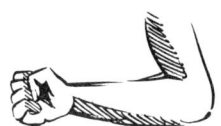 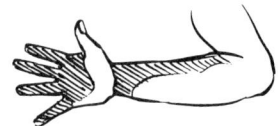

UNTERARMKRAMPF

Merkmal	Tritt selten auf. Die Innenseite des Unterarmes ist krampfhaft gespannt.
Gegenmaßnahmen	Handinnenflächen beider Hände aufeinanderlegen, Fingerspitzen vor der Brust zur Brust und wieder zurück drehen, dann Arme weit vom Körper wegstrecken.
Schwimmlage	Wassertreten, Rückenlage.

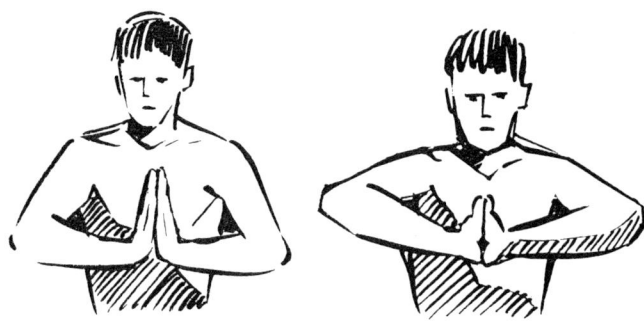

OBERARMKRAMPF

Merkmal	Sehr schmerzhaft. Entweder
	a) Arminnenseite (Beugemuskel), Arm gebeugt, oder
	b) Armaußenseite (Streckmuskel) befallen.
Gegenmaßnahmen	a) Mit der gesunden Hand Griff am Handgelenk des befallenen Armes, den gebeugten, verkrampften Arm zu strecken versuchen.
	b) Beide Hände zur Faust geballt mit Handballen vor der Brust kräftig zusammenpressen und zur Brust hindrehen und wieder zurückdrehen. Dann Arme wieder vom Körper wegstrecken.
Schwimmlage	Rückenlage

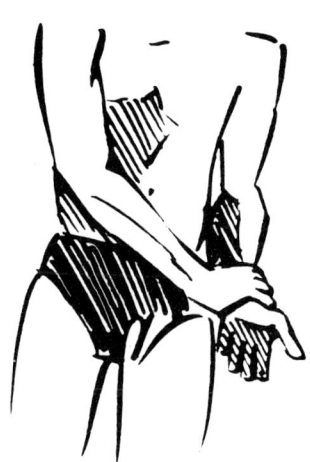 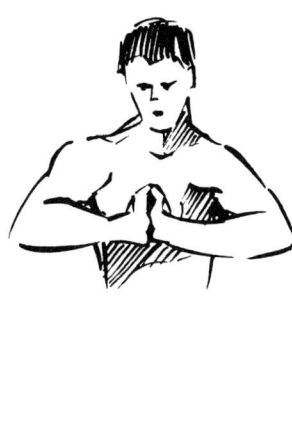

OBERSCHENKELKRAMPF

Merkmal   a) Streckmuskel (Vorderseite des Oberschenkels)
                b) Beugemuskel (Rückseite des Oberschenkels) befallen

Gegenmaßnahmen a) Unterschenkel des betroffenen Beines nach hinten im Diagonalzug mit Griff am Fußgelenk an den Körper pressen und das Bein wieder strecken.

                b) Mit der Hand die Zehen des verkrampften Beines erfassen und das Bein gestreckt an den Körper ziehen. Die freie Hand, an der Seite des verkrampften Beines, kann durch Druck auf das Knie die Streckung unterstützen.

Schwimmlage   Rückenlage, bzw. nach Einatmen untertauchen.

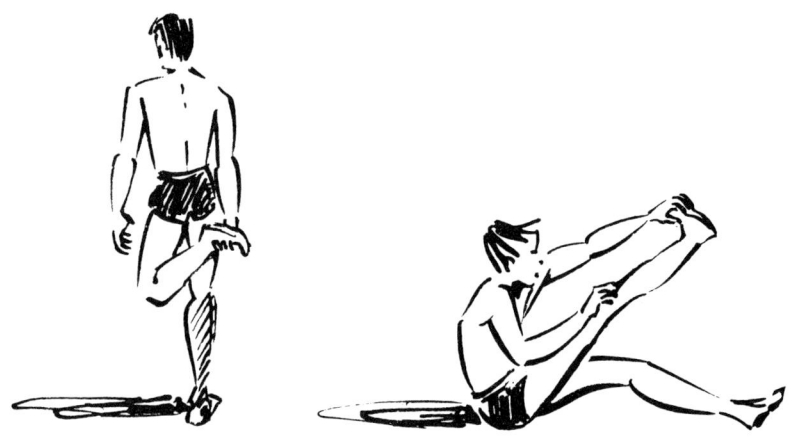

WADENKRAMPF

Merkmal   Kommt am häufigsten vor. Die Muskeln werden straff und hart und machen weitere Schwimmbewegungen unmöglich. Tritt auch oft in Verbindung mit dem Zehenkrampf auf.

Gegenmaßnahmen Wie beim Oberschenkelkrampf, Bein an den Zehen ergreifen und durchstrecken, zweite Hand am Knie.

Schwimmlage   Rückenlage, bzw. untertauchen.

FUSSKRAMPF

Merkmal   Fußsohle wird durch Krampf nach unten zusammengezogen.

Gegenmaßnahmen Anziehen des Fußes durch Ziehen an den Zehen und Durchstrecken des Beines wie beim Wadenkrampf.

Schwimmlage   Rückenlage, bzw. untertauchen.

ZEHENKRAMPF

Merkmal
a)   Zehen nach unten zusammengezogen.
b)   Zehen gespreizt.

Gegenmaßnahmen a)   Zehen nach oben ziehen und Bein durchstrecken wie beim Wadenkrampf.
b)   Zehen nach unten drücken und zurückstrecken.

Schwimmlage   Rückenlage.

ANDERE MUSKELKRÄMPFE

Sehr gefährlich können Stimmband- und Magenkrampf werden.

STIMMBANDKRAMPF

Merkmal   Durch Eindringen auch geringer Wassermengen in die Atemwege kann es zu einem Stimmritzenverschluß und damit zum Atemstillstand kommen. Werden nicht rasch Gegenmaßnahmen getroffen, kommt es zu Bewußtseinstrübungen, zur Bewußtlosigkeit und schließlich zum Tod durch Ertrinken.

Gegenmaßnahmen Ruhe bewahren, sich über Wasser halten und mit Daumen und Zeigefinger den Kehlkopf von oben nach unten massieren.

Schwimmlage   Rückenlage, leichtes Paddeln mit den Beinen.

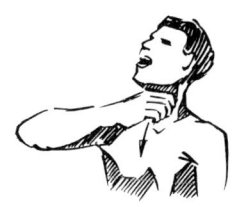

MAGENKRAMPF

Merkmal   Die Verkrampfung der Magenmuskulatur führt oft zum
                    Brechreiz, zum Erbrechen und unter Umständen infolge
                    der Verlegung der Atemwege zum Ertrinken.
Gegenmaßnahmen   In der Rückenlage beide Beine anhocken, Unterschenkel
                    mit beiden Händen umfassen und Knie zur Brust pres-
                    sen. Anschließend die Beine wieder durchstrecken.
Schwimmlage   Rückenlage.

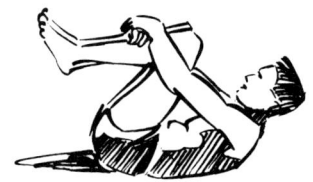

BADEREGELN

1 – Nie mit vollem Magen ins Wasser gehen (Gefahr der Übelkeit mit Erbrechen, kann zu Stimmritzenkrampf führen),
  – aber auch nicht mit leerem Magen längere Strecken schwimmen (Gefahr der plötzlichen totalen Erschöpfung)
  – Gehen Sie nicht ins Wasser, wenn Sie sich nicht wohlfühlen

2 – Angleichen an die Wassertemperatur: Zehenprobe und langsames Anpassen der Körpertemperatur an die des Wassers
  – im Hallenbad: warmes Duschen

3 – Nicht im Wasser herumstehen, sondern sich stets bewegen

4 – Im Hallenbad die Rutschgefahr beachten – Auch im Nichtschwimmerbecken kann man ertrinken – Ein Ausrutschen ist für den Ungeübten fast immer mit einer Schockwirkung verbunden

5 – Schwimmbrille bei Chlorallergie

6 – Vorsicht beim Tauchen (nur unter Aufsicht und Kontrolle)
  – Bei Ohrenleiden (beschädigtes Trommelfell usw.) ist Tauchen zu unterlassen.

7 – Überanstrengung vermeiden; nicht bis zur Erschöpfung schwimmen

8 – Unterkühlung vermeiden; schon beim leichten Frösteln („Gänsehaut") das Wasser verlassen

9 – Nach jedem Verlassen des Beckens gut abtrocknen (frottieren) und die Badekleidung wechseln (trockene Sachen anziehen)
  – Bewegung in Form von Gymnastik usw. trägt zur Erwärmung des Körpers bei

10 – Nach dem Schwimmen in öffentlichen Bädern besonders gründlich duschen
  – Desinfektionsdüsen für die Füße benutzen (Vorbeugung gegen Fußpilzerkrankung), nachher gut abtrocknen und eincremen

11 – Besonders bei kühlem Wetter: Bei Verlassen des Bades auf trockene Haare und Gehörgänge achten

Zusätzliche Hinweise für das Freibaden

1 – Nie mit erhitztem Körper oder nach langem Sonnenbad schnell ins Wasser gehen
  – Das langsame Anpassen an die kühle Wassertemperatur ist besonders wichtig

2 – Die Mindesttemperatur sollte 16° C betragen
  – In Seen kann ein bedeutender Temperaturunterschied zwischen der Wasseroberfläche und den darunterliegenden Schichten bestehen

3 – Die Haut braucht wasserfesten Sonnenschutz,
  – die Augen eine UV-undurchlässige Brille

4 – Nie in unbekannte Gewässer springen!

5 – Begrenzungen, Absperrbalken, Bojen usw. beachten

6 – Niemals ohne Begleitung weit hinausschwimmen (große Strecken nur mit Bootsbegleitung)

7 – Nicht an fahrende Schiffe heranschwimmen
  – Schiffs- und Bootsverkehrsrouten meiden

8 – Wasserpflanzen meiden, sie behindern beim Schwimmen

9 – Strudel und Wehre sind unbedingt zu meiden

10 – Wetterwarnbälle und Sturmzeichen beachten und das Wasser verlassen,
  – ebenso bei Gewitter, hohem Wellengang und einbrechender Dunkelheit

III. Teil

DIE VORBEUGENDE UND HEILENDE WIRKUNG DES SCHWIMMENS

Die vom Autor vorgestellten Schwimmübungen lassen die reichhaltige Erfahrung mit diesem Sport erkennen und bieten in ihrem funktionell gut durchdachten Aufbau sowohl in der Prophylaxe als auch in der Rehabilitation bei Erkrankungen des Bewegungsapparates insbesondere der Wirbelsäule, aber auch jenen des Herz-Kreislauf-Systems, vielfältige Ansatzpunkte für eigenständig durchführbare Maßnahmen. Besonders das Seitenschwimmen dürfte für viele, vor allem ältere Menschen d i e Methode zur Selbsthilfe sein.

Es wäre auch sehr wünschenswert, wenn dieses umfassende Programm, beginnend bei der Wasser-Gymnastik bis hin zu den dargestellten Schwimmübungen, vermehrt in die physikalisch-therapeutischen Maßnahmen einbezogen würde.

Durch die aufgezeigten Möglichkeiten der Bewegung im Wasser wird eine wertvolle Hilfe angeboten. Greifen wir sie auf!

Univ.-Prof. Dr. med. Alfred Aigner
Institut für Sportmedizin
des Landes Salzburg

SPORT UND MEDIZIN

„Der Mensch ist so jung wie seine Gelenke"
bedeutet, frühzeitigen Verschleiß zu vermeiden, den Abnützungsprozeß in Grenzen zu halten, um bis ins hohe Alter mobil, das heißt beweglich und beschwerdefrei zu bleiben.

Sportmedizinische Untersuchungen haben gezeigt, daß man durch eine kontrollierte, wohldosierte und den körperlichen und geistigen Fähigkeiten angepaßte sportliche Betätigung vorzeitigen Gelenkverschleiß verhindern oder einen bereits eingetretenen Prozeß bremsen kann.

Prof. Dr. med. Horst COTTA
Ordinarius für Orthopädie an der Universität Heidelberg
und Direktor der Orthopädischen Universitätsklinik

„Der Mensch ist so jung wie seine Gefäße"
Des Menschen Gesundheitszustand ist so gut, wie seine Gefäße es erlauben. Das Altern können wir nicht verhindern, aber krankhafte Verschleißprozesse am Gefäßsystem können wir heute in allen Phasen beeinflussen. Je früher wir damit beginnen, um so erfolgreicher werden wir sein...

Es stellte sich heraus, daß die intensiv Sporttreibenden hinsichtlich ihrer Risikokonstellationen überlegen beziehungsweise günstiger gelagert waren. Das spricht eindeutig dafür, daß Sporttreibende prinzipiell gesundheitsbewußter sind als Nichtsporttreibende.

Der Sport als Erziehungsfaktor für den Abbau des multiplen Risikoprofils hat deswegen meines Erachtens eine besondere Bedeutung.

Prof. Dr. med. Dr. h. c. mult. Gotthard SCHETTLER
Ordinarius für Innere Medizin und Direktor
der Medizinischen Klinik und des
Herzinfarkt-Institutes der Universität Heidelberg
Präsident der Internationalen
Arteriosklerosegesellschaft

Bewegungstraining
Aerobe Übungen sollten die Grundlage jedes Trainingsprogramms bilden.

Die Lunge nimmt bei geringer Anstrengung mehr Sauerstoff auf, das Herz wird stärker und pumpt mehr Blut trotz verminderter Schlagfolge, die Durchblutung des Muskelgewebes wird verbessert, die Umlaufmenge des Blutes nimmt zu.

Die Differenz (Spanne) zwischen unserem minimalen Kräftebedarf und unserer maximalen Leistungsfähigkeit ist das Maß unserer Fitness.

Dr. med. Kenneth H. COOPER
Leiter des medizinischen Labors für
Raumfahrt, Krankenhaus des Lackland
Air Force Fliegerhorstes, Texas

MÖGLICHKEITEN DES SPORTS ZUR PRÄVENTIVEN UND KURATIVEN NUTZUNG

Der Gedanke, die zahlreichen gesundheitsfördernden Wirkungen sportlicher Bewegungsreize für den körperlich unterbelasteten oder einseitig belasteten Menschen auszunützen, liegt heute bei der Ganzheitsbetrachtung des Menschen in der modernen Medizin besonders nahe.

(Prokop)

Die „sportliche", freudvolle Bewegung erleichtert dem Patienten wesentlich die Mitarbeit und Eigentätigkeit im physiotherapeutischen Konzept. Sie wird verstärkt durch psychische und psychomotorische Antriebe, die wiederum die körperliche und seelische Entwicklung zur Gesundung, Lebensfreude und Leistungsfähigkeit stark beeinflussen.

Die Bewegungsformen des Sports sind Totalbewegungen, an denen der ganze Mensch beteiligt ist und deren Koordination und Automation besonders bei der Ausdauerübung Schwimmen durch den Atemrhythmus wesentlich erleichtert wird. (Die Atmung bestimmt den Bewegungsrhythmus.)

Bei den Übungskategorien für das aerobe Training (Trainingsart zur Erhöhung der aeroben Kapazität – Dauerleistungsfähigkeit) reiht Dr. med. K. H. Cooper das Schwimmen nach Laufen an die zweite Stelle. Es folgen Radfahren, schnelles Gehen, Wandern usw.

Zwei Kilometer täglich in Form eines intermittierenden Lauftrainings, bei dem immer wieder Schrittgehen eingelegt wird, kann man sogar älteren Menschen zumuten.
Lange Spaziergänge sind ebenfalls sehr nützlich.

(Schettler)

Ergänzend muß gesagt werden, daß sich der Skilanglauf, als reine gleichmäßige Dauerbelastung, für dieses Training besonders eignet und nach den Worten von Univ.-Prof. Dr. med. Ludwig Prokop

neben dem Schwimmen der gesundheitlich wertvollste Sport ist; er fördert wie kaum eine andere Sportart die Entstehung einer sogenannten Trainingsvagotonie, die dem Streß auf natürliche Weise entgegenwirkt.

Damit es dabei zu keiner Überforderung kommt, sei folgende Mahnung beherzigt:

Nur locker laufende Langläufer leben länger!

Das Schwimmen ist im kurmäßigen Bewegungs- und Gesundheitsbereich der beste Lifetime-Sport (Motivation zu lebenslangem aktiven Sporttreiben), der über die kurative Behandlung hinaus als „Lifelong-Motivierung" in den Alltag hinauswirkt und so den besten Ausgleich zur Arbeits- und Alltagsbewegung schafft.

> *Regelmäßiges Langstreckenschwimmen empfehle ich mit Vorliebe als Vorsorgemaßnahme.*
>
> (Schettler)

Für viele Menschen ist Schwimmen die einzige Sportart, in der sie trotz ihrer reduzierten Bewegungsmöglichkeiten noch längerdauernde rhythmische Bewegungsfolgen absolvieren können. Dazu kommt, daß für sie dies oft die einzige Möglichkeit bedeutet, in freier Natur – in einem warmen See oder im Meer – bei Licht, Luft und Sonne sich zu erholen.

Ein ganz großer Vorteil ist, daß auch ältere und behinderte Menschen, nach vorheriger ärztlicher Beratung, das Schwimmen erlernen können. Es besteht bei guter Aufsicht, hüfttiefem Wasser und rutschfestem Boden weder eine Verletzungsgefahr noch die Gefahr eines Sportschadens, der sich aus dem Üben ergeben könnte. Ein regelmäßiges Schwimmen ist dank der fast überall bestehenden Hallenbäder an keine Jahreszeit gebunden.

Bei regelmäßiger sportlicher Betätigung unter kundiger Betreuung sowie ärztlicher Kontrolle ist die Trainierbarkeit des menschlichen Organismus bis ins hohe Alter gegeben.

> *Sport wird daher für den modernen Zivilisationsmenschen gerade ab 50 immer mehr zu einem notwendigen Bestandteil seines Lebens, der in dieser, seiner speziellen biologischen Funktion heute durch nichts anderes zu ersetzen ist.*
>
> (Prokop)

In manchen Kuranstalten – und es werden erfreulicherweise immer mehr – wird als präventive Maßnahme der „Kururlaub" (= Bewegungskur) angeboten.

Dieses Gesundheitstraining, individuell dosiert, von Ärzten verordnet und kontrolliert, wird von geschulten und erfahrenen Fachkräften geleitet.

> *Die langfristig dynamischen Sportarten sind ausgesprochen sinnvoll. Hier ist der Langstreckenlauf in all seinen Variationen, im Winter der Skilanglauf, am wichtigsten.*
>
> (Schettler)

Wandern, Schwimmen, Radfahren usw. – je nach örtlichen Gegebenheiten auch Bergwandern und alpiner Skilauf – werden ergänzt durch Gymnastik, Freizeitspiele und andere Sportarten (Tennis, Golf, Reiten...). Im Rahmen dieser Programme können auch ältere Personen unter fachlicher Anleitung eine neue Sportart erlernen.

Den idealen Ausgleich bilden jeweils Wasser-Gymnastik und Schwimmen.

In Vorträgen und Gesundheitsseminaren werden jene theoretischen Kenntnisse vermittelt, die speziell für ältere Menschen besonders wichtig sind – egal ob sie eine Sportart gerade erlernen oder sie schon praktisch ausüben bzw. perfektionieren wollen. Ein weiterer Schwerpunkt dieser Informationen ist die Weiterbildung im Hinblick auf eine gesunde Lebensweise.

SCHWIMMEN ALS PROPHYLAXE

„Wer besonders anfällig für Verletzungen ist, sollte von November bis März wöchentlich einmal schwimmen. Das dehnt die Muskulatur. Auch ein gelegentliches ‚Baden‘ im Sommer (etwa bis 10 Min. locker schwimmend im Wasser) kann nicht schaden, wird es etwa alle 10 Tage einmal durchgeführt.“ (Aus dem Buch von Friedel Schirmer: Zehnkämpfer – Training und Wettkampf, Limpert-Verlag, 1965. Unter seiner Betreuung errang die deutsche Zehnkampf-Mannschaft bei den XVIII. Olympischen Sommerspielen 1964 in Tokio eine Gold- und eine Bronze-Medaille.)

Wenn sogar im Hochleistungssport der Leichtathletik das Schwimmen eingeplant wird, um die Verletzungsgefahr zu mindern, und die Leistung in der „Königsdisziplin“ der Leichtathlethen nicht leidet – um wieviel mehr müßte sich dann der Breitensport diesen wunderbaren Ausgleich zunutze machen! So ist es beispielsweise nach einer Bergwanderung für körperbewußte Menschen geradezu ein Bedürfnis, durch Schwimmen Verspannungen zu lösen, sich zu dehnen und zu entspannen.

Was sagt der Arzt zu Verspannungen in der Muskulatur?

Muskelverspannungen kommen häufig durch eine mechanische Hemmung im Muskel zustande. Diese Verspannungen, die die Elastizität eines Muskels... herabsetzen, kommen u. a. durch abrupte intensive Muskelanspannungen, wie sie im Sport sehr häufig auftreten, zustande.

Eine plötzlich auftretende Muskelverspannung kann im Extremfall als Muskelkrampf deutlich in Erscheinung treten.

Muskelverspannungen treten u. a. auch als Folge von Zwangshaltungen auf.

(Hettinger)

Verspannungen aufgrund eines gestörten Kräfteverhältnisses zwischen Beuge- und Streckmuskeln beeinträchtigen die Koordinierung der Funktionen beträchtlich. Sie können am besten durch die ausgleichende und formende Wirkung des Schwimmens beseitigt werden. Besonders das Brustschwimmen nützt den vollen Bewegungsumfang der Gelenke aus.

Für die Korrektur von Haltungsschwächen bei Kindern und Jugendlichen ist Schwimmen aufgrund der erheblichen Mitarbeit der Wirbelsäulenmuskulatur (Rückenstrecker) bestens geeignet für die Schaffung einer guten muskulären Führung der Wirbelsäule. Dazu kommt die Kräftigung der Bauch- und Gesäßmuskulatur sowie eine Steigerung der Atmungstiefe. Formung von Haltung ist nur durch Bewegung möglich, da das richtige Kräfteverhältnis zwischen den wichtigsten Muskelgruppen und der daraus resultierende Gleichgewichtszustand sich nach der Art der Beanspruchung ergeben. Die wachsende Wirbelsäule erhält somit durch das Schwimmen die besten Bedingungen für eine regelmäßige Ausformung.

> *Schwimmen, richtig ausgeübt, ist daher das beste Training für die Entwicklung des Bewegungsapparates und der inneren Organe im Kindes- und Jugendalter.*
>
> (Cotta)

Für den älteren Menschen bedeutet das Schwimmen eine wesentliche Hilfe in der Prävention und Rehabilitation der mit dem Älterwerden verbundenen Aufbrauchs- und Verschleißerscheinungen und kann so dem Anpassen, Bewahren und – wenn möglich – Steigern seiner Leistungsfähigkeit dienen.

> *Dem physiologischen Gesetz der funktionellen Anpassung unterliegt der ältere Mensch ebenso wie der jüngere. Das heißt, daß es bei bestimmten Belastungen zu funktionellen und organischen Veränderungen kommt, durch die er diese Belastung besser bewältigen kann.* (Prokop)

Diese Belastungen sollten in Form von gesunden, dosierten Aktivitäten (Spannungen) als biologische Entwicklungsreize vermittelt werden.

Die Zielsetzung des „Nicht zuviel" (Verschleiß) und des „Nicht zuwenig" (Inaktivitätsschäden) soll bei älteren Menschen nicht in überhöhter Intensität der Reizzufuhr durch gewollte Bewegung liegen, sondern in der Regelmäßigkeit und in der Ausdauer.

> *Untersuchungen der Pulswellengeschwindigkeiten haben ergeben, daß Sklerosierungsprozesse der großen Arterien bei den Schwimmern wesentlich weniger ausgeprägt sind als bei der normalen Bevölkerung (Mellerowicz). Damit ist Schwimmen sicher jene Sportart, die den Kreislauf am längsten elastisch und leistungsfähig erhält.* (Prokop)

Das Streben nach Gesundheit und die Freude an der Bewegung sind die besten Voraussetzungen für ein bewußtes „Richtigmachen". Diese Freude an der Bewegung ist eng verbunden mit einem „Sich-im-Wasser-Wohlfühlen", das wiederum ein „Sich-sicher-Fühlen" zur Bedingung hat.

Damit Schwimmen seinen Zweck als Prophylaxe auch für den älteren Menschen erfüllt, ist – wie schon erwähnt – ein regelmäßiges Üben (Trainieren) notwendig. Dies setzt ein gewisses Maß an Selbstverantwortlichkeit für den eigenen Körper voraus, verbunden mit einer gesunderhaltenden Lebensweise.

AKTIVE BEWEGUNGSÜBUNGEN

(Kurgymnastik, Heilgymnastik, Krankengymnastik, Physiotherapie, Rehabilitation)

Die therapeutischen Vorteile der aktiven Bewegungsübungen und des Heilschwimmens werden im Thermalwasser noch wesentlich erhöht (ärztliche Beratung ist jedoch unbedingt erforderlich).

Das für alle Bewegungen erforderliche Aufwärmen des Körpers erfolgt am besten durch eine warme Dusche.

> *Das ganze Problem der richtigen Gelenksbelastung ist eine Frage der Dosierung.*
>
> (Cotta)

Dieser Anforderung entsprechen alle Bewegungsabläufe, die in den Kapiteln „Gehen im Wasser" und „Wasser-Gymnastik in Verbindung mit Schwimmen" enthalten sind. Das Medium Wasser bietet außerdem die besten Voraussetzungen für eine richtige Dosierung, was wiederum die Auswahl der Übungen wesentlich erleichtert.

Atmung

Das richtige Atmen soll auch bei den aktiven Bewegungsübungen geschult und in die Haltungsformung einbezogen werden.

Für die Atemschulung ist die Selbstbeobachtung bei gewollten spezifischen Bewegungsabläufen wichtig. Ein wachsendes Körperbewußtsein führt zu einer wirksamen Selbstkontrolle, die wiederum die beste Voraussetzung für eine aktive Bewegungstherapie ist; denn der Organismus ist in seiner Leistungsfähigkeit von der Menge des aufgenommenen Sauerstoffs abhängig.

Die Atemübungen sollen wegen der Anpassung an den Wasserdruck so ausgeführt werden, daß der Oberkörper im Wasser ist. Anzustreben ist auch die Vollatmung: Von unten durch Vorwölbung der Bauchdecke beginnend, schließen sich die Flanken und der Brustkorb an. Im Hinblick auf die Atmung beim Schwimmen ist unbedingt auf das Einatmen durch den Mund zu achten*). Das Ausatmen erfolgt blasend durch Mund und Nase (hauptsächlich jedoch durch den Mund), beginnend kurz vor dem Eintauchen des Gesichts ins Wasser. Vor dem Heben des Gesichts muß sich das Ausatmen verstärken, um die Wassertropfen über der Wasserlinie noch kräftig wegblasen zu können. Das verstärkte Ausatmen bewirkt überdies, daß die gesamte Atmung vertieft wird. Das ist besonders für ältere Menschen wichtig,

> *denn die alternden Lungen haben von sich aus die Tendenz, die Mittellage wegen der Elastizitätsabnahme in Richtung der Einatmungsstellung zu verschieben.*

---

*) Ansonsten ist die Nasenatmung zu beachten (Erwärmung, Anfeuchtung und Säuberung der Atemluft).

> *Ausatmungsübungen sind deshalb zu forcieren, und zwar ausgehend von der Atemmittellage bis zur maximalen Ausatmung.*
>
> (Steinmann)*)

Bei **Ganzheitsbewegungen,** die in der Wasser-Gymnastik anzustreben sind, muß sich die Bewegung nach der Atmung richten. So muß z. B. bei den Vorübungen die Aufforderung zum Gleiten lauten: „Abstoßen beim Ausatmen."

Nachdem das Atmen die Bewegung führt, heißt dies für das Brustschwimmen, daß v o r jedem Strecken der Arme und Beine das Ausatmen beginnen muß. Das gilt auch hinsichtlich der Vorübungen für das Schwimmen und für alle aktiven Bewegungsübungen. So. wird die Atmung zur großen Hilfe für die Koordination der Bewegung, weil sie sowohl beim Lernen als auch später beim Perfektionieren b e w u ß t eingesetzt werden kann. Diese Hilfe kommt speziell den älteren Menschen zugute, die so reflektierend das Nachlassen der koordinativen Fähigkeiten ausgleichen können. Besonders hilfreich kann diese bewußt eingesetzte Atemführung bei unfall- oder operationsbedingten Störungen der Koordinationsfähigkeit sein.

Mit der Atemschulung soll auch das Bedürfnis nach reiner, guter Luft geweckt und wieder bewußt gemacht werden.

Haltungsformung

Bei der aufrechten Körperhaltung müssen Muskelkräfte den Körper entgegen der Schwerkraft im Gleichgewicht halten. Durch den Auftrieb des Wassers wird aber je nach Wassertiefe die Schwerkraft fast vollkommen aufgehoben. Anderseits bewirkt aber der Wasserwiderstand, daß jede Bewegung zu einer Ganzheitsbewegung wird. So entsteht eine enge Verflechtung von Bewegung und Haltung, was zu einer optimalen Durchbildung des Körpers führt. Diese Vorteile bei der Haltungsformung im Wasser sind besonders für den „Allein-Übenden" von Bedeutung, zumal er dabei kaum etwas falsch machen kann. (Vorsicht ist nur geboten bei Übungen in Brust-(Schwebe-)lage; hier besteht die Gefahr der Hohlnacken-Hohlkreuzbildung)

Die Wirbelsäule mit ihren natürlichen Krümmungen – Krümmung nach vorn (Lordose) im Halsteil, leichte Krümmung nach hinten (Kyphose) im Brustteil und Krümmung nach vorn (Lordose) im Lendenteil – erlangt

> *die bestmöglichen Ausgangsbedingungen für ihre Funktion, wenn sie zwischen der Rückenmuskulatur einerseits und der Bauchmuskulatur andererseits wie ein Schiffsmast verspannt ist.*
>
> (Cotta)

Daraus ergibt sich, daß die Kräftigung der Haltungsmuskulatur (die Schaffung eines Muskelkorsetts der Wirbelsäule) die dringlichste Aufgabe der Hal-

---

*) Univ.-Prof. Dr. med. Bernhard Steinmann, Medzinische Abteilung des C. L. Lory-Hauses, Inselspital Bern: Medizinische Probleme des Alterssports, S. 129; Sportunterricht 4, 26. Jg., April 1977.

tungsformung ist. Gleichzeitig stellt sich dabei die Forderung des „ausgleichenden Kräftigens", um das richtige Kräfteverhältnis, nämlich den Ausgleich des Muskelzugs, zu erreichen.

Diese Aufgabe wird wesentlich erleichtert durch den Wasserwiderstand als gut dosierbarer Intensivierungseffekt beim Kräftigen der Muskulatur sowie beim Erhöhen und Ausgleichen der Spannkraft, wobei immer der ganze Körper bei jedem dieser gymnastischen Bewegungsabläufe miteinbezogen wird.

Eine schlaffe und schwache Bauchmuskulatur führt zu einer übermäßigen Neigung des Beckens (Senkung nach vorn) und damit zu einer Steilstellung desselben. Da die Wirbelsäule durch das Kreuzbein in den geschlossenen Knochenring des Beckens eingekeilt ist, kommt es infolge der Fehlneigung des Beckens zu einer verstärkten Krümmung im Lendenteil (Hohlkreuz), was zum Ausgleich eine verstärkte Krümmung im Brust- und Halsteil zur Folge hat.

Das Aufrichten der Lendenwirbelsäule ist mittelbar über eine Kräftigung der Bauchmuskulatur zu erreichen. Die Straffung der Bauchdecke ist daher ein besonders wichtiges Anliegen der Haltungsformung.

Ein auffällig gestörtes Gleichmaß des Muskelzuges besteht zwischen der meist verkürzten und verspannten Brustmuskulatur und einer schlaffen und gedehnten Schultermuskulatur. Die Folge dieses Mißverhältnisses ist eine deutliche Verstärkung der Rückenkrümmung. Um hier eine Feinabstimmung zu erreichen, muß dem „ausgleichenden Kräftigen" als Vorbereitung sowohl ein Dehnen als auch ein Lösen von Verspannungen vorausgehen. – Kurz gesagt: Nur diese Ausgleichsübungen, die zur Schmeidigung des Schultergürtels führen, können den gewünschten Erfolg bringen.

Das von Muskeln überspannte Schultergelenk kann ebenfalls nur durch Schmeidigungsübungen seinen normalen Bewegungsspielraum wieder gewinnen (besonders wichtig für das Armtempo jeder Schwimmart und die Gleitphase beim Brustschwimmen, siehe S. 135).

Für die aufrechte Körperhaltung ist die richtige Kopfhaltung – das heißt den Scheitelpunkt des Kopfes so hoch wie möglich tragen – von großer Bedeutung. Die damit verbundene Verminderung der Halskrümmung führt auch zu einer Verminderung der Brust- und Lendenkrümmung der Wirbelsäule. Wie wirkungsvoll diese leicht zu praktizierende Maßnahme ist, zeigt die gute Haltung von auf dem Kopf Lasten tragenden Menschen.

Zu den Haltungsübungen gehören auch die Fußübungen, die zur Stärkung der Fußmuskulatur beitragen, ebenso jene Übungen, die das Dehnen der dehnungsbedürftigen Beugemuskeln der Hüften und Knie bewirken.

Beosonderer Wert muß bei Haltungsübungen auf die Steigerung der Atmungstiefe gelegt werden.

Jede Krümmung der Wirbelsäule zur Seite, die als S k o l i o s e bezeichnet wird, muß in Abhängigkeit von deren Ausmaß als krankhafte Veränderung gelten.

(Cotta)

Zu erkennen sind solche Fehlhaltungen (leichte Asymmetrien) aus dem nicht geraden Verlauf der Dornfortsatzreihe – bei leichter Vorneigung gut abzutasten – sowie aus den beiden ungleichen (asymmetrischen) Taillendreiecken.

Bei Kindern und Jugendlichen in der Wachstumsphase, die eine leichte Form der Rückgratverbiegung aufweisen, kann durch eine gezielte Wasser-Gymnastik erreicht werden, daß die Verbiegung nicht weiter fortschreitet bzw. in den meisten Fällen es zu einer Korrektur der Fehlhaltung kommt (ärztliche Überwachung).

Vor allem muß die bestehende Rückenschwäche bekämpft werden, und zwar durch Kräftigung der Streckmuskulatur sowie der wirbelsäulenumkleidenden Muskulatur, wodurch eine Stärkung des gesamten Wirbelsäulengefüges erfolgt. Dabei muß besonderer Wert auf die Schmeidigung der Wirbelsäule durch Dehnen, Lösen von Verspannungen und „ausgleichendes Kräftigen" gelegt werden, um die seitliche Beugebeweglichkeit und Drehfähigkeit der Wirbelsäule (= eine Kette von Gelenken) wieder zu erreichen.

Besteht eine starke Deformierung der Wirbelsäule, ist die Skoliose bereits fixiert und durch die Verdrehung (Torsion) des Oberkörpers äußerlich sichtbar. Hier kann nur mehr eine weitere Verschlechterung abgewendet werden, durch Stärkung des Muskelkorsetts der Wirbelsäule (in Zusammenarbeit mit dem Arzt).

In der Wasser-Gymnastik sollte eine Durchbildung des Körpers – mit dem Schwerpunkt der Kräftigung – möglichst zum Schwimmen führen, denn

Schwimmen ist die beste Art des Sonderturnens für alle Altersklassen.

(Kochner)*

Von den Schwimmarten sind jene zu wählen, bei denen eine wechselseitig-symmetrische Bewegung der Wirbelsäule erfolgt. Das heißt, es muß eine seitliche Beweglichkeit, verbunden mit einer Drehfähigkeit der Wirbelsäule, möglich sein. Diese Bewegung der Wirbelsäule (leichte seitliche Biegung) ergibt sich aus dem Bewegungsablauf des seitlich vom Körper geführten Armtempos, wodurch ein Ausweichen der Wirbelsäule nach der Gegenseite erfolgt. Durch den Intensivierungseffekt des Wasserwiderstandes kommt es zu jener Stärkung des Muskelkorsetts, die einer Verschlechterung der Skoliose entgegenwirken kann.

Bei leichteren Fällen führt regelmäßiges Schwimmen zu einer Schmeidigung der Wirbelsäule und damit zu einer allmählichen Korrektur der Fehlhaltung.

Das Rückenkraulen in flacher Körperlage mit der wechselseitig-symmetrischen Streckung der Wirbelsäulenmuskulatur ist die beste Schwimmart. Der ausgeprägte Wechsel von Spannung (Zug/Druck-Phase im Wasser) und Ent-

---

*) Dr. med. Gustav Kochner, Sportarzt, Grünwald bei München: Haltungsschäden und ihre Bekämpfung, S. 18, 6. Auflage, Limpert-Fachbücher.

spannung (Schwungphase über Wasser) verlangt einen kräftigen Arm- und Schultereinsatz, wodurch eine gute muskuläre Führung und Stabilisierung der Wirbelsäule geschaffen wird.

Sehr günstig ist auch das Seitenschwimmen, das sich aus dem Brustschwimmen von selbst ergibt (siehe S. 57, 95, 130). Dabei ist anzustreben, daß es bei jedem Tempo zu einem Seitenwechsel kommt, mit jeweils einer langen Gleitphase in Brustlage (Gesicht im Wasser). Dasselbe gilt für das Schwimmen in starker Seitlage.

(Die haltungsformende Wirkung des Schwimmens in „Schwimmen als Therapie" S. 132.)

Die strukturellen und funktionellen Veränderungen im Alter, vor allem durch die Reduzierung der Muskelmasse, die Erschlaffung der aufrichtenden Muskeln, das gestörte Kräfte- und Spannungs-(Tonus-)verhältnis sowie das Fühlbarwerden vermehrter Aufbrauchs- und Verschleißerscheinungen erhöhen ganz wesentlich die Gefahr eines Haltungsverfalls.

Da somit die Körperhaltung weitgehend auch seelisch bedingt ist, also eine starke Wechselwirkung zwischen Psyche und Haltung besteht, kann nach einfachen und leicht verständlichen Informationen

▍ *der Patient wie auf kaum einem anderen Gebiet der Verschleißerkrankungen durch seine Mitarbeit den Genesungsprozeß beeinflussen.* (Cotta)

Eine bewußte Haltungsschulung durch Bewegung im Medium Wasser dient demnach in besonderem Maße der Prävention und Rehabilitation von Erkrankungen des Haltungsapparats.

Beintempo (für das Brustschwimmen und das Rückengleichschlagschwimmen)

Eine weitere Aufgabe der Vorübungen ist das Erlernen des schwierigen Beintempos für das Brustschwimmen. Da dieses Tempo dem des Rückenschwimmens gleicht, ist das Erlernen oder Umlernen in der Rückenlage möglich, ja sogar wegen der Übersicht des Übenden sehr gut geeignet. Besonders das Anziehen und Grätschen der Beine (Aushol- bzw. Vorbereitungsphase), das beim Erlernen langsam und mit geringer Muskelanstrengung ausgeführt werden sollte, kann von ihm selbst genau kontrolliert werden.

Der Beckenrand, die Ecke oder die Stiege im Bewegungsbecken werden dabei gleichsam zum „Gerät" für Übungen in der Rückenlage.

Vorübung für die Schubgrätsche (Sohlendruck)
(Beine bleiben geschlossen)

Einatmen – Beim Anziehen der Beine werden die Füße kontinuierlich mit dem Kniebeugen zum Schienbein hin angezogen (Dorsalflexion).

Ausatmen – Die Fußsohlen drücken beim Strecken der Beine gegen das

Wasser, dabei bleiben die Füße dorsal gebeugt; erst in der Endphase werden sie gestreckt (Plantarflexion) (siehe S. 44).

Nach dem fließenden Übergang das Tempo leicht steigern.

Schubgrätsche

Vorbereitungsphase (Ausholbewegung)

Einatmen – Beim Anziehen der Beine öffnen (grätschen) diese erst spät – wobei die Knie nicht über Schulterbreite auseinandergehen – und werden nur so weit angezogen, daß die Oberschenkel noch nicht die Senkrechte erreichen.

Hinweis: Durch das späte Grätschen der Beine beim Anziehen wird der seitliche Wasserwiderstand vermindert. Dies erleichtert beim Spreizen der Beine das „Seitwärts-Hinausführen" der Füße. Damit wird verhindert, daß wegen des Wasserwiderstandes nur die Knie öffnen, die Füße aber beisammen bleiben. Dadurch würden nämlich die Unterschenkel in eine Ausgangslage (in der Vorbereitungsphase) gebracht, die eine Schwunggrätsche zur Folge hätte.

Das Beugen der Gelenke muß den Gegebenheiten des Bewegungsumfanges des Übenden angepaßt sein; denn bei zu stark gebeugten Gelenken in der Ausholbewegung ergibt sich eine zu heftige Hauptbewegung, die sich nachteilig auswirkt.

Der Übergang von der Ausholbewegung zur Hauptbewegung ist fließend, sodann wird das Tempo leicht gesteigert.

Hauptphase (Hauptbewegung)

Ausatmen – Beim Strecken und Schließen der Beine (Bewegungseinheit) drücken die Fußsohlen schräg nach oben (in Bauchlage: schräg nach unten) und lösen so einen weichen Schub aus.

Diese richtige Hauptbewegung, die Beschwerden in den Hüft- und Kniegelenken zu vermeiden hilft, wird also durch eine richtige Ausholbewegung vorbereitet.

Endphase

Ausklingen des Bewegungsablaufs (Übergang zum Gleiten).

Der Bewegungsablauf des Beintempos in Rückenlage kann auch außerhalb des Wassers geübt werden, beispielsweise im Schwebesitz mit Stütz der Hände oder Unterarme hinter dem Körper, oder liegend z. B. im Bett (ohne Kopfunterlage). Ideal wäre der Einbau in ein tägliches Bewegungsprogramm, wie es von Dr. med. Walter Laabs in seiner Broschüre „Kleiner Leitfaden zur Selbstbehandlung bei Rückenschmerzen" in sehr einfacher und besonders wirkungsvoller Weise dargestellt wird und das die Prävention von Erkrankungen des Bewegungsapparates und deren Rehabilitation zum Ziel hat.

Schubgrätsche

Vorbereitungsphase
(Ausholbewegung)

Einatmen

Hauptphase
(Hauptbewegung)

Ausatmen

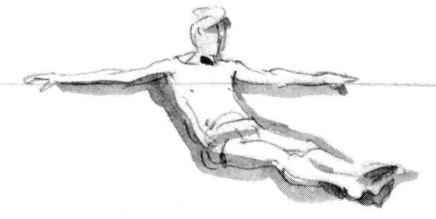

Spätes Grätschen der Beine

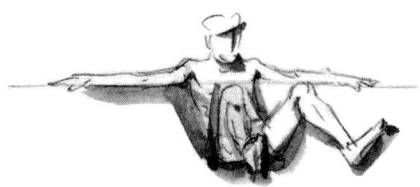

Fußsohlen drücken schräg
nach oben

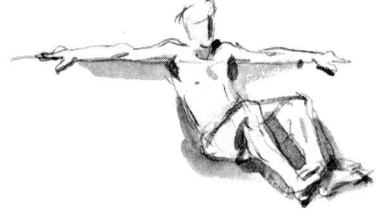

Knie nicht über Schulterbreite
öffnen

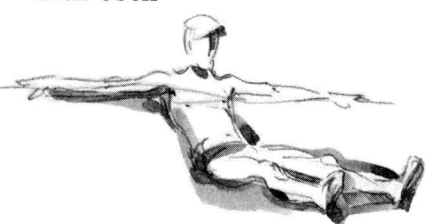

Strecken und gleichzeitiges...

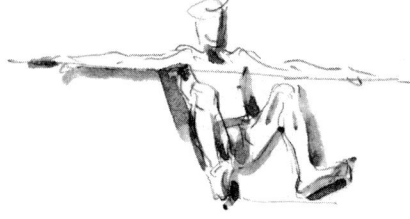

Oberschenkel nicht senkrecht

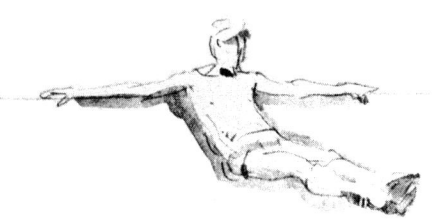

...Schließen der Beine

Endphase
Ausklingen des Bewegungsablaufs

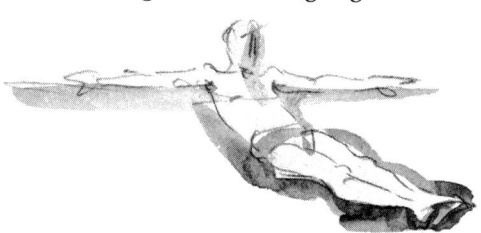

Strecken der Füße

WIRBELSÄULENBESCHWERDEN
BANDSCHEIBENSCHÄDEN

Vorbeugen   *Behandeln*

Die zwischen den Wirbeln gelegenen Bandscheiben (richtiger Zwischenwirbel-scheiben genannt) dienen sowohl der Stütz- als auch der Bewegungsaufgabe der Wirbelsäule.

Schäden an den Bandscheiben werden im wesentlichen durch örtliche Ernährungsstörungen und durch mechanische Überbeanspruchung ausgelöst.

Zum Unterschied von anderen Körpergeweben erfolgt die Ernährung dieser Zwischenwirbelscheiben nicht durch Gefäße, sondern nur durch Säfteaustausch (Diffusion).

Schon zwischen dem 30. und 40. Lebensjahr kommt es nun zu einer gewissen Alterung und auch Ernährungsstörung des Faserringes und damit zum Nachlassen seiner Festigkeit.

Da jedoch die Quellfähigkeit des Bandscheibenkerns zu dieser Zeit noch voll erhalten ist, kann der Faserring durch eine besondere Belastung ausgebuchtet werden. In ungünstigen Fällen kommt es schließlich zu kleinen Einrissen mit Durchtritt des gallertigen Bandscheibenkerngewebes.

(Diemath)

Eine regelmäßige wechselnde Druckbelastung fördert die Diffusion und bewirkt so einen optimalen Stoffwechselaustausch.
Inaktivität ist also durchaus fehl am Platze!

Vor allem das Schwimmen im warmen Wasser wird vom Bewegungsablauf her – bei weitgehender Entlastung von der Schwerkraft (Schwebelage) – der Forderung nach Wechseldruckbelastung in idealster Weise gerecht. Darüber hinaus wird der Schutz der Wirbelsäule und damit der Bandscheiben durch die Kräftigung der Rumpfmuskulatur (Muskelkorsett) beim Schwimmen am besten erreicht.

Voraussetzung dafür sind aber körpergemäße, d. h. bewegungsmechanisch richtige, gelöste Bewegungen – dadurch werden auch physiologisch günstige Bedingungen für Herz, Kreislauf und Atmung geschaffen.

Brustlage

Die horizontale Lage des Körpers im Wasser wird beim Schwimmen weitgehend bestimmt von dem Bestreben, eine hohe Wasserlage durch Heben des Kopfes zu erreichen. Bei schlechten, unsicheren Schwimmern kommt noch gravierend hinzu, daß sie ständig den Kopf stark in den Nacken nehmen, um beim Atmen kein Wasser in die Luftwege zu bekommen.

Dieses krampfhafte Über-Wasser-Halten des Kopfes (Hohlnacken – Hohl-kreuz) führt zu Verspannungen der Nacken- und Lendenmuskulatur; es ist daher auch kein gelöster Bewegungsablauf möglich.

Werden nun aus dieser verkrampften Wirbelsäulenhaltung die Tempi falsch und stoßförmig angesetzt, so kann es nicht nur zu einer Überbeanspruchung der Bandscheiben kommen, sondern durch das Überstrecken der Wirbelsäule auch zu Verschleißerscheinungen an den Wirbelkörpern und Wirbelbogengelenken (siehe auch S. 92; bildliche Darstellung S. 91).

Wenn man bedenkt, daß die Hals- und Lendenwirbelsäule ohnehin im Alltag besonders beansprucht werden, stellt ein solches (falsches) Schwimmen eine zusätzliche Belastung der Wirbelsäule dar und ist keinesfalls zur Prophylaxe oder Therapie geeignet.

Richtige Schwimmlage beim Brustschwimmen
Aus der waagrechten Körperlage (nicht angespannt) – der Kopf ist leicht angehoben (Ausatmungsphase), Wasserlinie zwischen Augenbrauen und Haaransatz – wird synchron mit der Zugphase des Armtempos der Kopf allmählich vorhoch gehoben, unterstützt durch ein leichtes Heben des Oberkörpers (= Kräftigung der Nacken- und Rückenstreckmuskulatur). Der Mund kommt dabei so hoch über die Wasseroberfläche, daß ein sicheres, intensives Einatmen gewährleistet ist. Das Ausatmen setzt kurz vor dem Vorführen der Arme ein, bevor das Gesicht ins Wasser eintaucht.

Die richtige Schwimmlage ist also eine Folge des richtigen Atmens. Außerdem bestimmt die Atmung den Rhythmus der gesamten Schwimmbewegung (siehe auch S. 84 und 88; bildliche Darstellung S. 90).

Der ständige Wechsel von Spannung und Entspannung durch Beugen und Strecken ist als Wechseldruckbelastung für die Ernährung der Bandscheiben besonders günstig, während für die Erholung (Erhaltung der **Prallelastizität** – Stoßdämpferfunktion) die Gleitphase (S. 134 f.) von Bedeutung ist.

Seitenschwimmen

Durch das leichte Seitdrehen des Kopfes und des Rumpfes wird das Atmen wesentlich erleichtert. Die günstigste Wirkung des Seitenschwimmens auf die Wirbelsäule ist dann gegeben, wenn die Seitlage nach einigen Tempi gewechselt wird.

Sollten neben den Wirbelsäulenbeschwerden auch noch schmerzhafte Aufbrauchserscheinungen am Bewegungsapparat bestehen, ist es möglich, aufgrund des unsymmetrischen Bewegungsablaufs durch verminderten Einsatz einer Extremität das geschädigte Gelenk zu schonen (siehe: Schwimmen bei Gelenkersatz, S. 129 f).

Brustkraulen

Das Brustkraulen ist eine sehr gute Schwimmlage für die Vorbeugung und Behandlung von Haltungs- und Verschleißschäden der Wirbelsäule. Die wechselseitig-symmetrische Streckung der Wirbelsäulenmuskulatur führt zu einer Kräftigung und Stabilisierung.

Eine leichte Rollbewegung um die Körperlängsachse verhindert ein Hin- und Herpendeln und damit eine überflüssige seitliche Bewegung. Auch wird das Atmen erleichtert, wenn das Drehen des Kopfes zum Einatmen mit dem Körperrollen zusammenfällt.

Über die Bevorzugung bzw. den jeweiligen Anteil von Brust- und Rückenschwimmen stellen wir strenge Regeln nicht auf, sondern entscheiden dies jeweils im Einzelfall.

(Diemath)

Rückenlage

Beim Rückenschwimmen kann eine Wasserlage mit einer leichten gleichmäßigen Rundrückenbildung – eine bei Wirbelsäulenleiden anzustrebende Haltung – eingenommen werden. So ist es auch möglich, den Ablauf des Schwimmtempos gut zu überblicken und zu steuern.

Die Atmung über Wasser, bei bedeutend vermindertem Wasserdruck auf Brust und Bauch, ist wesentlich erleichtert. Sie kann und soll daher besonders gleichmäßig ablaufen.

Rückengleichschlagschwimmen

Das Rückengleichschlagschwimmen (bekannter unter „Rückenschwimmen") hat ebenso wie das Brustschwimmen den Vorteil des großen Bewegungsumfangs (Wechseldruckbelastung).

Rückenkraulen

Hier sei wiederum auf die günstige Ausgangslage (gleichmäßige leichte Rundrückenbildung) und in Verbindung damit auf die besonders positive Wirkung der wechselseitig-symmetrischen Streckung der Wirbelsäulenmuskulatur hingewiesen.

Die Rückenlage, für die Vorbeugung und Behandlung wohl die beste Schwimmlage, hat aber einen Nachteil: die Unübersichtlichkeit für den Schwimmer, besonders in stark frequentierten oder auch kleinen Becken. Es ist deshalb auch verständlich, daß vor allem Ungeübte eine Scheu vor dem Rückenschwimmen haben. Aber auch der sichere Schwimmer ist unter diesen Bedingungen verspannt, die Atmung wird unregelmäßig, und es kommt zu keinem gelösten Bewegungsablauf.

Besonders das Nach-hinten-Schwingen der Arme über Wasser ist ein großer Unsicherheitsfaktor.

Eine Form des Rückenschwimmens mindert dieses Risiko durch ein Bewegen der Arme unter Wasser. Die Fortbewegung erfolgt auf diese Weise wesentlich langsamer und kann sogar derart gebremst werden, daß es zu einem Schwimmen „an Ort und Stelle" führt. Die Schulung der Koordination für diesen feinabgestimmten Bewegungsvorgang des „Stoppens" ist zusätzlich eine interessante Aufgabenstellung.

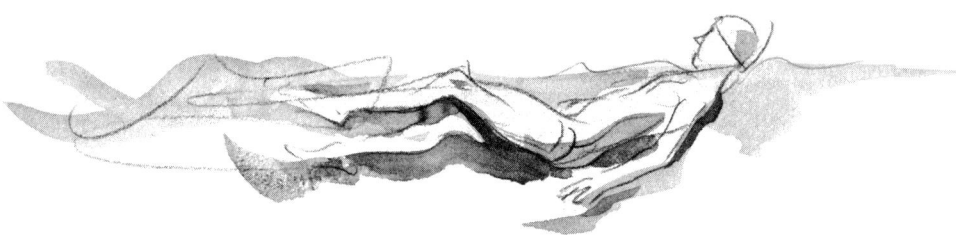

Bewegungsanleitung:
Rückenlage – Arme und Hände liegen tiefer als der Körper und führen tellernde, drückende (Paddel-)Bewegungen aus; Beinschlag des Rückenkraulens (das Erlernen ist von Anfang an möglich).

Für Personen, denen das Rückenschwimmen nicht möglich ist, bieten sich als Alternative die Vorübungen in der Rückenlage an, wie sie im Kapitel „Wasser-Gymnastik..." angeführt sind. Ein Beispiel sei auf der folgenden Seite gezeigt:

Übung zur Schmeidigung der Wirbelsäule

Ausgangslage: Ecke des Schwimmbeckens – Rückenlage, Festhalten der Hände an der Rinne, der Kopf liegt auf dem Wasser

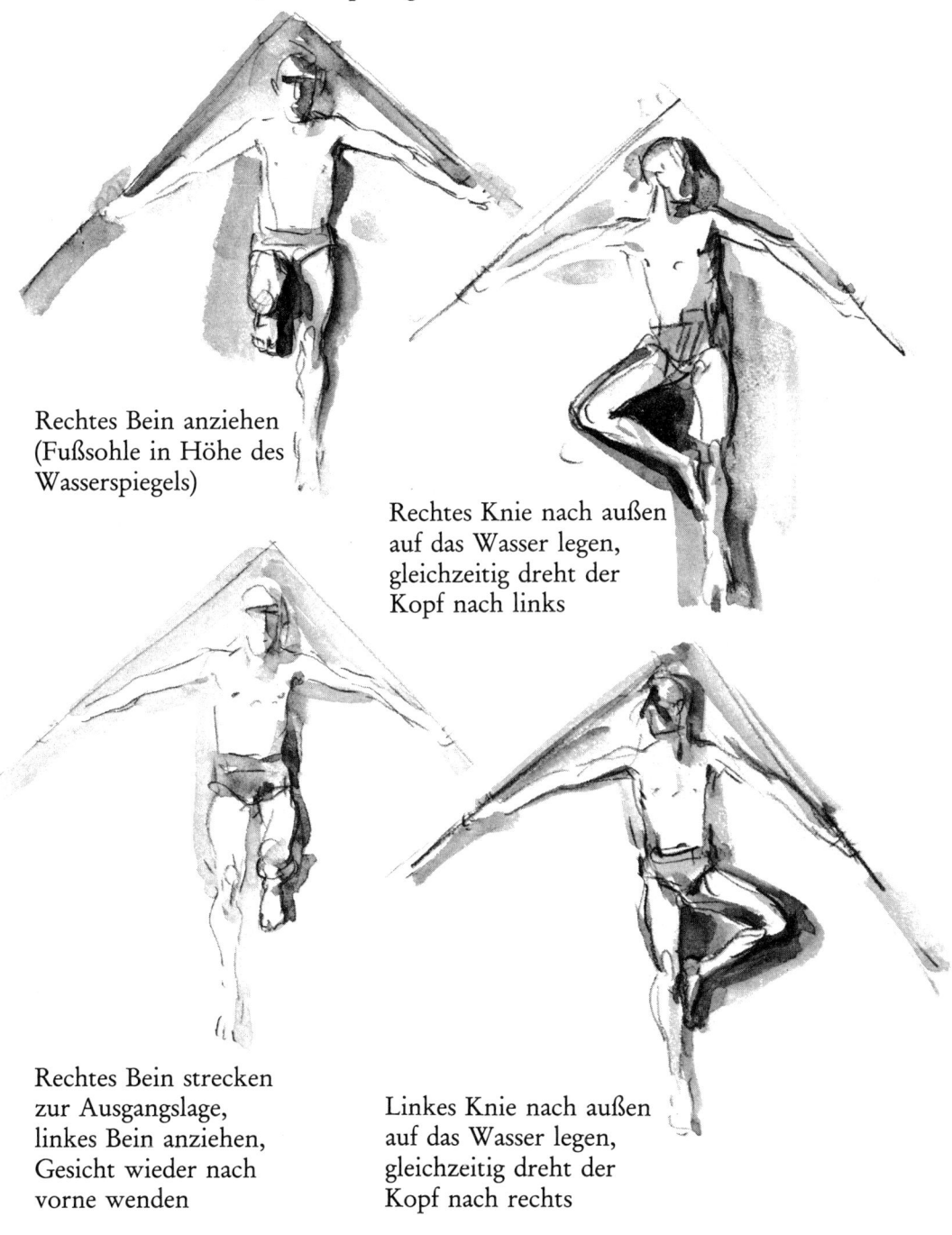

Rechtes Bein anziehen (Fußsohle in Höhe des Wasserspiegels)

Rechtes Knie nach außen auf das Wasser legen, gleichzeitig dreht der Kopf nach links

Rechtes Bein strecken zur Ausgangslage, linkes Bein anziehen, Gesicht wieder nach vorne wenden

Linkes Knie nach außen auf das Wasser legen, gleichzeitig dreht der Kopf nach rechts

127

Das Bewegungsprogramm im Kapitel „Wasser-Gymnastik..." eignet sich wegen der Vielseitigkeit, der guten Dosierbarkeit, des gebremsten Bewegungsablaufs im Wasser und vor allem wegen der nahezu völligen Entlastung von der Schwerkraft besonders als Vorbeugung und Behandlung von Wirbelsäulenschäden und Erkrankungen des Bewegungsapparates.

Grundsätzlich dürfen alle Übungen nur dann und nur so lange durchgeführt werden, wie dies ohne Schmerzen möglich ist.

Altern und Aufbrauchung sind uns schicksalhaft vorbestimmt. Diesem Naturgesetz können wir alle nicht entfliehen. Wohl aber können wir vorzeitige Aufbrauchungserscheinungen bekämpfen und vor allem das Auftreten von Aufbrauchungserkrankungen weitestgehend verhindern...

Nochmals sei auf den großen Wert des Schwimmens in „temperaturrichtigem" Wasser hingewiesen. Dies gilt sowohl für die Vorbeugung als auch für die Nachbehandlung operierter oder durch Heilmittel behandelter Bandscheibenkranker.

(Diemath)

Daher: Schwimmen im warmen Wasser so oft wie möglich, *außerdem wenigstens einmal jährlich kurmäßig (Kurdauer mindestens 14 Tage)*

Das Schwimmen sollte aber auch als Ausgleich für folgende erlaubte Sportarten – in Absprache mit dem behandelnden Arzt – betrieben werden:
Radfahren (mit hochgestelltem Lenker)
Laufen auf Wald- oder Sandboden mit dämpfenden Schuhen (die Schritte sollen relativ kurz und flach sein)
Gymnastische Übungen (Kräftigung der Rücken- und Bauchmuskulatur)
Wandern (ohne schweren Rucksack)
Skilanglauf
Alpiner Skilauf (Eis und Schlechtschnee möglichst meiden)
Tennis in vernünftigen Grenzen
Reiten (nur für Geübte)
Rudern (weniger günstig: Paddeln und Segeln)*)

Bei der Sportausübung ist unbedingt darauf zu achten, daß starkes Beugen oder Rückneigen der Wirbelsäule vermieden wird. Käme zu einer solchen Wirbelsäulenhaltung noch eine Verdrehung oder Stauchung hinzu, bestünde eine echte Gefährdung der Bandscheiben bzw. Wirbelbogengelenke.

---

*) Aus: Diemath, Patient aktiv (hier finden sich auch Ratschläge und Hinweise für Alltags- und Berufsbewegungen sowie für das Verhalten im Urlaub).

SCHWIMMEN BEI GELENKERSATZ

> *Bei über lange Zeit verlaufenden Verschleißprozessen der Gelenke ist durch die bereits fortgeschrittene Bewegungsbehinderung natürlich auch eine Abmagerung und Leistungsminderung der Muskulatur eingetreten, die nach dem Gelenkersatz nur bedingt wieder rückbildungsfähig ist.*
>
> *Für den Operateur ist es daher wünschenswert, daß sich die betreffenden Patienten bereits vor der Operation in einem möglichst optimalen körperlichen Leistungszustand befinden.*
>
> *Dazu gehört auch eine Gewichtsabnahme, die nicht unerheblich zur bleibenden Funktionstüchtigkeit eines Gelenkersatzes beitragen kann.*
>
> *So kann vor der Operation in bestimmten Fällen eine gezielte Vorbereitung, insbesondere der Muskulatur, nach Angaben des behandelnden Arztes angezeigt sein.*
>
> (Cotta)

Eine gut dosierbare Schwimmleistung und Wasser-Gymnastik wird dem Wunsch nach Muskelstärkung, Erhöhung des Atemumfanges und Gewichtsabnahme am besten gerecht.

Dafür bietet sich die Bewegung im Wasser hervorragend an, weil durch den Wasserauftrieb eine weitgehende Gewichtsentlastung gegeben ist.

Da aber vorwiegend ältere Menschen von Verschleißprozessen und Gelenkersatzoperationen betroffen sind, sollen Übungen gewählt werden, die diesen Umstand weitgehend berücksichtigen.

Leider beherrscht die ältere Generation das für diesen Zweck am besten geeignete Kraulschwimmen kaum (von Einzelfällen abgesehen). Wie schon im Kapitel „Wasser-Gymnastik..." angeführt, kann der Beinschlag des Kraulens (geradliniger Bewegungsablauf) bereits von Anfang an geübt werden. Es ist also nicht erforderlich, das Kraulen zu erlernen – was in den meisten Fällen auch gar nicht möglich wäre; der therapeutische Effekt wird mit den Beinschlagübungen allein auch erreicht.

Für die meisten Menschen ist das Brustschwimmen die Anfangsschwimmart und hat auch wegen der guten Übersicht des Schwimmers den größten Brauchwert. Natürlich muß die körpergemäße (bewegungsmechanisch richtige) Ausführung – Schubgrätsche – angestrebt werden. (Bewegungsablauf: S. 121; Illustrationen: S. 122.)

Vorsicht! Stoßgrätsche: zu starke Belastung der Hüftgelenke (S. 92.)
Schwunggrätsche: zu starke Belastung der Kniegelenke (S. 93 f.)

Gerade für Personen mit Gelenkschäden ist das Seitenschwimmen, das sich vom Brustschwimmen ableiten läßt, besonders gut geeignet. Ein leichtes Seitdrehen des Kopfes und des Rumpfes ergibt die richtige Schwimmlage.

Der unsymmetrische Bewegungsablauf bringt folgende Vorteile:
- Schonung des schmerzempfindlichen Gelenks durch die Möglichkeit des verminderten Einsatzes einer Extremität;
- Drehung nach jener Seite, die diesen verminderten Einsatz ermöglicht;
- das Beintempo des Brustschwimmens in einer s t ä r k e r e n Seitlage führt zu einer Scherbewegung mit dem ganz entscheidenden Vorteil, daß wie beim Kraulen die Bewegungen im Knie- und Hüftgelenk scharnierförmig erfolgen;

das Armtempo verläuft aufgrund der starken Seitlage so, daß, während der eine Arm vorne bleibt, der andere Arm die Zug/Druck-Bewegung ausführt (siehe Abb.). (Technisch-methodische Hinweise: siehe S. 62 ff.)

Bei starker Seitlage ist ein „Umkippen" in die Rückenlage sehr leicht möglich. Unsicheren Schwimmern ist in diesem Fall das Benützen von Schwimmflügeln unbedingt anzuraten.

Auch bei Schäden an Armgelenken ist das Armtempo des Seitenschwimmens aus den ersten beiden obangeführten Gründen der beste Bewegungsablauf.

Den nötigen Ausgleich bringt der Wechsel in die Rückenlage. Hier sollte folgender Bewegungsablauf gewählt werden:

Beinschlag des Rückenkraulens (der von Anfang an geübt werden kann); mit den Armen und Händen, die tiefer liegen als der Körper, tellernde (Paddel-)Bewegungen ausführen (siehe S. 126). Selbstverständlich sind auch alle Übungen der Wasser-Gymnastik, die in Rückenlage ausgeführt werden, hiefür geeignet.

Nach der Operation bietet sich wiederum das Schwimmen für ein gut dosierbares Training an sowie als Ausgleich für folgende ärztlich empfohlene Sportarten:
- Muskelkräftigende Gymnastik (gezielte Kräftigung des Muskelmantels, der das Hüft- und Schultergelenk umgibt)
- Wasser-Gymnastik (besonders günstig: Gehen im Wasser, S. 21 ff.)
- Wandern
- Radfahren
- Skilanglaufen (besonders wenn früher alpiner Skilauf betrieben wurde)
- lockere Waldläufe (eventuell mit speziell dämpfenden Schuhen)*)

Bei der Ausübung dieser Sportarten sollte auf eine möglichst geradlinig ablaufende Bewegung Wert gelegt werden, da diese gut abgestimmt werden kann und deshalb für das künstliche Gelenk am vorteilhaftesten ist.

---

*) Aus: Cotta, Der Mensch ist so jung wie seine Gelenke, S. 262 f.

SCHWIMMEN ALS THERAPIE

In diesem Kapitel soll in erster Linie von zuwenig Bewegung und den sich daraus ergebenden Inaktivitätsschäden gesprochen werden.

Für viele Menschen sind wahrscheinlich Schäden durch Inaktivität viel weniger verständlich als Schäden, die durch einseitige Überbelastung sowie Übertreibung bei meist falschem Bewegungsablauf entstehen. Sie sind erstaunt, wenn ihnen gesagt wird, daß auch kranke Gelenke bewegt werden müssen – nach dem Grundsatz

▎*„Bewegung ist Leben, auch für das kranke Gelenk." Dieses Bewegen muß aber*
▎*möglichst ohne Belastung erfolgen.* (Eberl)

▎*Nur durch Bewegung können Gelenksversteifungen vermieden werden; es gibt*
▎*keine andere Möglichkeit!* (Cotta)

Der Vorgang, der sich aus der Inaktivität ergibt, soll deshalb genau aufgezeigt werden:

▎*Gelenke ebenso wie die Muskulatur bedürfen zur Erhaltung eines optimalen*
▎*Funktionszustandes einer regelmäßigen Belastung. ... Infolge unzureichender*
▎*Beanspruchung schwindet die das Gelenk umgebende und stabilisierende Musku-*
▎*latur.*
▎   *Weitere negative Folgen sind Schrumpfung der Gelenkkapsel mit herabgesetz-*
▎*ter Durchblutung sowie ein Verlust der Elastizität durch Faserschwund der äuße-*
▎*ren und inneren Gelenkbänder. Hierdurch wird die Beweglichkeit des Gelenks*
▎*zunehmend eingeschränkt.*
▎   *Ferner treten Inaktivitätsschäden an den gelenkbildenden Knochen (Entkal-*
▎*kung) und am Gelenkknorpel (z. B. Wasserverlust) auf. Die geschrumpfte und*
▎*schlecht durchblutete Gelenkkapsel produziert nicht mehr genügend Gelenkflüs-*
▎*sigkeit, so daß das Gelenk trocken läuft.*
▎   *Inaktivitätschäden können auch am Knochen, an den Gelenken und der Mus-*
▎*kulatur der Wirbelsäule entstehen.* (Cotta)

Da im Laufe des Alterns ein Nachlassen der Körperfunktionen eintritt, wird die Bereitschaft des alternden Menschen zur Inaktivität noch erhöht.

▎*Die Muskelmasse ist beim Betagten bis auf 50 bis 30% reduziert, und die Vaskula-*
▎*risation ist eingeschränkt. Da damit das Verhältnis der Muskelmasse zum übrigen*
▎*Körpergewicht ungünstiger wird, muß im Alter ein relativ größerer Teil der*
▎*Muskelkraft für die Einflüsse der Schwerkraft auf die Bewegungen verwendet*
▎*werden, so daß für die eigentlichen Zielsetzungen der Muskelbewegungen weni-*
▎*ger Kräfte zur Verfügung stehen.* (Steinmann)

131

Da die Beine den größten Anteil an der gesamten Muskelmasse haben, sind sie von der Reduktion relativ am stärksten betroffen. Durch die damit verbundene Veränderung der Körperproportionen im Alter wird die motorische Steuerungsfähigkeit (Gleichgewichtsfähigkeit) im Wasser erheblich beeinträchtigt.

Um die veränderte Schwerpunktlage ausgleichen und damit die Körperlage stabilisieren zu können, sind Ausgleichsbewegungen der Arme notwendig. Bei diesen feinkoordinierten Bewegungen dominiert die Abstimmung auf den Wasserwiderstand, der am besten über die Handflächen empfunden (erfühlt) wird.

Für ältere Menschen ergeben sich im Hinblick auf das Erreichen einer sicheren Gleichgewichtslage im Wasser folgende Probleme:

- das Abheben der Füße vom Boden, um in die horizontale Lage zu kommen,
- das Zurückkommen von der Horizontalen in den sicheren Stand,
- die richtige Wasserlage beim Gleiten,
- der Wechsel von der Brustlage in die Rückenlage und umgekehrt.

Eine sichere Gleichgewichtslage ist jedoch die Grundbedingung für das Erlernen der Schwimmbewegungen. Deshalb ist es notwendig, im Rahmen der Wassergewöhnung diese Schwierigkeiten abzubauen.

Im Kapitel „Wasser-Gymnastik in Verbindung mit Schwimmen" sind entsprechende Gleichgewichts-, Auftriebs- und Gleitübungen (mit methodisch-didaktischen Hinweisen) enthalten.

Vom altersbedingten Rückgang der Muskelmasse sind natürlich auch die oberen Extremitäten betroffen. Der damit verbundenen Minderung der Armkraft kann am besten durch Schwimmen begegnet werden, weil dabei die Arm- und Schultermuskulatur stark gefordert wird. (Übrigens: Schwimmen ist auch der ideale Ausgleich für das von älteren Menschen bevorzugte Gehen und Wandern.)

Das Armtempo stärkt aber auch jene Muskulatur, die die Bewegungs- und Tragfunktion der Wirbelsäule unterstützt (Muskelkorsett), was sich wiederum positiv für die H a l t u n g auswirkt. Damit ist eine wichtige Voraussetzung geschaffen, um Erkrankungen der Wirbelgelenke und Bandscheiben vorzubeugen bzw. schon bestehende Beschwerden zu lindern.

Sollten in diesem heiklen Bereich des Rückgrats schmerzhafte Verspannungen auftreten – die sich überdies im Alter wegen der allgemeinen Reduzierung der Muskelmasse durch das geänderte Kräfte- und somit Spannungsverhältnis noch verstärken können –, ist Schwimmen im warmen Wasser das beste, um solche zu lösen.

(Vorsicht! Jede Hohlnacken-Hohlkreuzbildung ist zu vermeiden.)

Die Stärkung des Muskelkorsetts der Wirbelsäule verhindert auch das Absinken der Ruhespannung, des Muskeltonus, dessen Spannkraft für die Ruhehaltung ganz entscheidend ist.

> *Ein Nachlassen der Spannung des Muskeltonus hat zur Folge, daß die Wirbelsäule zusammensinkt. Dadurch können an jeder Stelle, an der ein Nerv heraustritt, Reize oder Ausfallerscheinungen auftreten.*
>
> *(Birkmayer)*

Die Wirbelsäule mit ihren natürlichen Krümmungen im Hals-, Brust- und Lendenbereich ist zwischen der Rückenmuskulatur einerseits und der Bauchmuskulatur andererseits verspannt (s. S. 117). Dadurch werden die bestmöglichen Ausgangsbedingungen für die Funktion der Wirbelsäule geschaffen.

Die aufrechte Körperhaltung verlangt ein ausgeglichenes Kraft- und Spannungsverhältnis zwischen der Rücken-, Bauch-, und Gesäßmuskulatur. Ein optimaler Aufbau ist daher das Ergebnis einer gleichmäßigen Durchbildung des Körpers, verbunden mit einer Steigerung der Atmungstiefe, was besonders durch Schwimmen als Dauerleistung erreicht werden kann.

Auch für Herz und Kreislauf ist das Schwimmen eine überaus wertvolle Sportart:

> *Schwimmen und Wasser-Gymnastik bedeuten durch die besonderen Eigenschaften des Wassers eine wesentliche Erweiterung an gesundheitssportlich wirksamen Trainingsmöglichkeiten in der Prävention von Herz-Kreislauf-Krankheiten. Der Auftrieb im Wasser gestattet noch kreislaufwirksame Ausdauerleistungen zu vollbringen, wenn die Betreffenden unter der Wirkung der Schwerkraft aus bewegungsmechanischen Gründen auf dem Trockenen dazu nicht mehr fähig sind.*
>
> *Auftrieb und dosierte Bewegung gegen den Wasserwiderstand im Sinne eines isokinetischen Krafttrainings bieten eine weitere einzigartige Möglichkeit eines unschädlichen und gelenkschonenden muskelkräftigenden Trainings für diesen Personenkreis.* *(Eckert)*

Ein Absinken des arteriellen Sauerstoffdrucks mit zunehmendem Alter (um etwa 30% bei Menschen im Alter um 70 Jahre) beeinträchtigt in hohem Maße die Sauerstoffversorgung des Körpers.

> *Der Sauerstoffdruck in den Arterien ist der entscheidende Meßwert für die Fähigkeit der Lunge, das Blut mit Sauerstoff zu beladen.* *(v. Ardenne)*

Diesem Absinken des arteriellen Sauerstoffdrucks kann man durch aerobes Training – mit ausreichender Sauerstoffzufuhr an die arbeitende Muskulatur – begegnen. Besonders für Gehbehinderte bietet sich das Schwimmen als leicht dosierbares Training förmlich an – allerdings nur dann, wenn beim Brustschwimmen die negativen Begleiterscheinungen möglichst vermieden werden und die Gleitphase betont wird.

Vom Beginn des Schwimmens, ja schon von der Vorbereitung durch die aktiven Bewegungsübungen an, ist die Bedeutung des Atemrhythmus für den gesamten Bewegungsablauf hervorzuheben.

Das Ausatmen (durch Mund und Nase) muß vor dem Vorgleiten der Arme einsetzen, also noch bevor das Gesicht ins Wasser eintaucht.

Nun folgt die für die Dauerleistung entscheidende Phase des
Dehnens – Gleitens – Entspannens

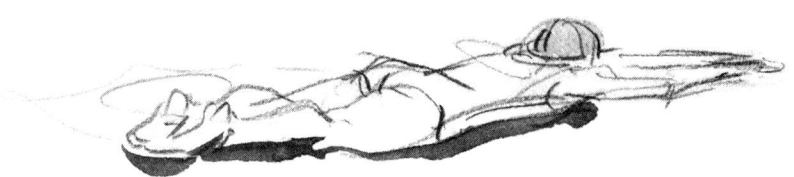

(Gesicht ganz im Wasser)

Je länger dieses Gleiten ausgedehnt wird, um so wirkungsvoller und erholsamer wird es. Dabei führt der Atemrhythmus die Bewegung über diese Phase; das Atmen darf also schon deshalb keine Unterbrechung erfahren. Das Ausatmen muß daher im Vergleich zum Einatmen bedeutend länger sein. Dadurch kommt es auch zu einer Steigerung der Atmungstiefe. (Der Wasserdruck, der besonders auf der Brust- und Bauchgegend lastet, erschwert einerseits das Einatmen, wirkt sich aber anderseits für das lange Ausatmen günstig aus.)

Das kontinuierliche Ausatmen durch Mund und Nase muß sich am Ende der Gleitphase (beim Übergang zur Zugphase des Armtempos) beim Heben des Kopfes – unterstützt durch ein leichtes Heben des Oberkörpers – verstärken, um noch Wassertropfen über der Wasseroberfläche vor dem Einatmen wegblasen zu können.

Beim Vorführen der Arme zum Gleiten ist darauf zu achten, daß die Handflächen der nebeneinanderliegenden Hände nach unten zeigen. Während des Vorgleitens der Arme werden diese leicht geöffnet, um vor allem über die Handflächen die Körperlage im Wasser zu stabilisieren; dieses Stabilisieren mit den Handflächen geht langsam in die Zugphase des Armtempos über.

Schwierigkeiten beim Gleiten ergeben sich für den schwachen, unsicheren Schwimmer, da diese Gleitphase ohne Auftriebs- und Fortbewegungsaktivitäten abläuft und überdies durch das Ausatmen das „Luftkissen" wegfällt. Er bekommt dadurch das Gefühl des Absinkens und reagiert mit einem Abwärtsdrücken der Hände und Arme, was wiederum ein Dehnen der vorderseitigen Beuger, vor allem der Brustmuskeln, verhindert. Es kommt deshalb auch zu keinem Entspannen.

(Das Ausklingen [Endphase] des Beintempos zum Gleiten bereitet im allgemeinen keine Schwierigkeiten.)

Methodisch-didaktische Hinweise für die Schulung des richtigen Gleitens und das Einfügen dieser Phase in die Gesamtbewegung befinden sich im Kapitel „Wasser-Gymnastik in Verbindung mit Schwimmen".

Zwei dieser Hilfen sollen aber schon hier aufgezeigt werden:
- Dehnen des großen Brustmuskels durch Übungen, die den Schultergürtel zurücknehmen;
- bei Gleitübungen mit dem Schwimmbrett ist darauf zu achten, daß beim Abstoß das Brett nicht unter das Wasser gedrückt wird.

Wie wichtig das Dehnen der vorderseitigen Muskelgruppen ist, ergibt sich aus der Tatsache, daß die Arbeitsverrichtungen des täglichen Lebens v o r dem Körper ausgeführt werden und somit die Beugemuskeln ein Übergewicht bekommen. Überdies wird dabei der Bewegungsumfang der Gelenke meist nicht ausreichend beansprucht, weil diese Arbeiten größtenteils innerhalb mittlerer Bewegungsräume vor sich gehen. Beim alternden Menschen kommt noch hinzu, daß im Laufe der Zeit die Beweglichkeit – ebenso wie die koordinativen Fähigkeiten – erheblich nachläßt.

Beim Brustschwimmen wird der Bewegungsumfang der Gelenke weitgehend ausgenützt, es bringt die bestdosierten Dehn- und Kräftigungseffekte und bewirkt damit das richtige Kraftverhältnis zwischen Synergisten und Antagonisten; so werden beste Voraussetzungen für eine optimale Leistungsfähigkeit geschaffen.

Das heute fast vergessene Seitenschwimmen, dessen Vorteile im vorhergehenden Kapitel ausführlich geschildert wurden, ist für die Therapie besonders geeignet.

Bei Wirbelsäulenschäden ist die günstigste Schwimmart das Rückenschwimmen.

Aktive Bewegungsübungen in Rückenlage am Rand oder in der Ecke des Schwimmbeckens sind die Alternative für jene, die im Rückenschwimmen unsicher sind.

Wer das Kraulen beherrscht, sollte die Rückenlage bevorzugen.

Ein Mensch mit ständigen Schmerzen am Haltungs- und Bewegungsapparat produziert eine Schonhaltung, die er auch konserviert. Wenn eine Bewegung aus einer solchen Fehlhaltung angesetzt wird, ist auch der gesamte Bewegungsablauf gestört.

Die dauernde Betätigung des fehlgesteuerten Bewegungsapparates bringt ferner Verschlechterungen der Leistungsfähigkeit der inneren Organe mit sich, wie z. B. Störungen der Herz- und Kreislauftätigkeit, der Verdauungsorgane usw.

(Laabs)

135

Ob für einen Patienten das Schwimmen als Therapie geeignet ist, entscheidet jeweils der behandelnde Arzt. (Hinweis auf Kontraindikationen: S. 137).

Das Kriterium des Schmerzes ist ebenfalls vom Arzt zu beurteilen: Soll ein leichter Schmerz überwunden werden, weil er der Preis für eine Bewegung mit therapeutischem Erfolg ist (z. B. Nachbehandlung nach einer Operation am Bewegungsapparat), oder ist der Schmerz ein Alarmzeichen, das zum sofortigen Stopp auffordert?

Der Arzt gibt auch bekannt, in welchem Ausmaß die körperliche Belastung erfolgen und die Pulsfrequenz gesteigert werden darf.

Eine erfolgversprechende Therapie erfordert ein Teamwork in der
Gemeinschaft
Arzt – Patient – Therapeut
Der Physiotherapeut (Schwimmbetreuer) muß dabei den Patienten
betreuen, beraten, motivieren
Für den Patienten ist Aktivität in der Bewegungstherapie oberstes Gebot.

Jeder ältere Mensch muß einen gewissen altersbedingten Leistungsrückgang zur Kenntnis nehmen. Regelmäßiges Schwimmen ermöglicht es jedoch, die notwendige Belastung (Aktivität) des Körpers diesen Veränderungen anzugleichen, gewährleistet dadurch den besten bewegungstherapeutischen Erfolg und dient somit der Prävention und Rehabilitation von Erkrankungen des Haltungs- und Bewegungsapparates. Auf diese Weise kann auch den „stummen Verschleißprozessen" wirksam begegnet werden.

Das Erkennen, wie gesund die Bewegung im Wasser ist, führt beim alternden Menschen zu einer Förderung der psychischen und psychomotorischen Motivation. Diese ist notwendig, um das Handicap, das durch die altersbedingten Veränderungen (auch des Nervensystems und der Sinnesorgane) gegeben ist, ausgleichen zu können.

Für diese Menschen eröffnet sich somit eine Möglichkeit, ihr Leben zu bereichern – entsprechend dem Leitspruch des Arztes Dr. Wynder:

„Not only to add years to life, but to add life to years."*)

---

*) ...was frei übersetzt bedeutet: „Nicht nur Jahre dem Leben anfügen, sondern den Jahren Leben geben."

Dr. med. Werner ECKERT*), Arzt für Innere Krankheiten, Sportmedizin, Fachklinik Königstuhl (für innere, insbesondere Herz- und Kreislauferkrankungen), Heidelberg (Ärztl. Direktor Prof. Dr. Piper):

„...*Schwimmen und Wassergymnastik nehmen einen wesentlichen Platz in der Prävention und in der Rehabilitation der Herz-Kreislauf-Erkrankungen ein.*

Ihre Ausübung im Rahmen eines auf allgemeine aerobe Ausdauer, auf Koordination, Flexibilität und Kräftigung ausgerichteten Trainings sind durch die spezifischen Eigenschaften des Wassers besonders wertvoll und in manchen Fällen durch kein anderes Medium zu ersetzen. Die hohe Dichte dieses Mediums (Auftrieb, Widerstand) ermöglicht eine differenzierte Dosierung der Bewegungsreize. Auch bei Schäden am Bewegungsapparat, die eine Bewegungstherapie auf dem Trockenen verbieten, ist diese Therapie noch im Wasser möglich.

Es soll hier besonders auf die Möglichkeit hingewiesen werden, bei Patienten mit peripherer Verschlußkrankheit (Raucherbein!) noch eine effektive Bewegungstherapie durchführen zu können. Dabei ist ihre therapeutische Auswirkung nicht nur auf eine örtlich verbesserte Bewegungsökonomie gerichtet. Auch die Grundkrankheit, die Arteriosklerose, wird dabei über eine günstige Beeinflussung des Kohlehydrat- und Fettstoffwechsels durch die dann nur noch im Wasser gegebene Möglichkeit eines Trainings auf allgemeine aerobe Ausdauer therapeutisch mit Erfolg angegangen. – Hier soll auch auf den günstigen Einfluß auf Stauungen bei venösen Abflußstörungen hingewiesen werden.

Aus der Sicht des Kardiologen sind aber auch Kontraindikationen der Bewegungstherapie im Wasser anzuführen:

1. Die Gefährdung bei drohender Herzschwäche, deren Eintritt durch den hydrostatischen Druck begünstigt wird;

2. die Neigung zum Auftreten von gefährlichen Herzrhythmusstörungen, die besonders bei Herzkranzgefäßerkrankungen und dann am ehesten beim Brustschwimmen reflektorisch ausgelöst werden können. Diese sind meist die Ursache tödlicher Badeunfälle, bei zuvor oft unbekannter Erkrankung der Herzkranzgefäße.

Dieses Buch ist eine geglückte Anregung für den in unserer Gesellschaft immer größer werdenden Kreis alternder Menschen mit dem Ziel, sie möglichst lange und freudvoll am aktiven Leben teilnehmen zu lassen."

---

*) Med. Direktor Dr. W. Eckert hat besondere Erfahrungen auf dem Gebiet des Schwimmens und der Wassergymnastik mit Koronarpatienten.

Zum Kapitel „Schwimmen als Prophylaxe"
Univ.-Prof. Dr. Ludwig PROKOP, Leiter des Österreichischen Instituts für Sportmedizin, Wien:

„...Für die durch Bewegungsarmut gefährdeten und durch krankhafte Veränderungen bewegungsbehinderten Menschen stellt Schwimmen heute eine durch nichts anderes zu ersetzende natürliche Bewegung dar. Schwimmen als eine Art Gymnastik im Wasser ist damit Prophylaxe und Therapie zugleich. Dies wird im vorliegenden Buch auch klar zum Ausdruck gebracht. Gleichzeitig werden einfache Hinweise über den Bewegungsablauf gegeben, wie sie langjährigen Erfahrungen entspringen und für jedermann, speziell auch den älteren Menschen, erlernbar sind. Richtiges Schwimmen kann damit einen großen Beitrag zum gesunden Altern darstellen."

Zum Kapitel „Aktive Bewegungsübungen"
Dr. W. A. LAABS, Chefarzt der Abteilung für chirurgische und unfallchirurgische Rehabilitation und Kriegsfolgeschäden, Kliniken am Burggraben, Bad Salzuflen:*)

„...Diese Schwimmübungen sollten älteren, gesundheitsbewußten Menschen mit meist reduziertem Leistungsvermögen ihrer Bewegungsorgane zur regelmäßigen Anwendung bei ärztlicherseits gegebenen Voraussetzungen therapiebegleitend empfohlen werden.

Zur Wiederherstellung einer harmonischen Koordination zwischen statischen und dynamischen Muskeln und Gelenkketten bei gestörten Bewegungsabläufen an Rumpf und Extremitäten bedarf es unter therapeutischen Gesichtspunkten der Reduzierung der Stütz- und Haltearbeit während der Bewegung. Erst hierdurch werden die Voraussetzungen für eine zweckmäßige, effektivere Beübung leistungsgeschwächter Teilfunktionen des Bewegungsapparates geschaffen.

Verbesserung der Muskelkraft unter diesen Bedingungen eröffnet Möglichkeiten, Haltungsschwächen und muskulär bedingte Haltungsschäden zu vermeiden respektive zu behandeln. Entsprechend Alter, Konstitution und Beschwerdebild schafft Horizontallagerung des Patienten auf einer geeigneten Behandlungseinrichtung oder im Wasser bestmögliche Voraussetzungen zur Beübung mit weitgehend entspannten Muskelgruppen.

Die beschriebenen Schwimmübungen sollten m. E. unter Berücksichtigung cardio-pulmonaler Belastbarkeit (z. B. Zentralisation des Blutvolumens) bei älteren Arthrotikern nach ärztlicher Indikation eingesetzt werden. Sie können als sinnvolle Ergänzung zu zahlreichen funktionell aktivierenden Therapieverfahren insbesondere für ältere Menschen angesehen werden."

---

*) Das Staatsbad Salzuflen ist Europas größtes Rehabilitationszentrum.

Zum Kapitel „Wirbelsäulenbeschwerden – Bandscheibenschäden"
Hofrat Univ.-Prof. Dr. Hans-Erich DIEMATH, Vorstand der Abteilung für
Neurochirurgie der Landesnervenklink, Salzburg:

„...Schwimmen in entsprechend warmem Wasser stellt zweifellos die beste Prophylaxe gegen zahlreiche Wirbelsäulenerkrankungen, insbesondere gegen das Auftreten bzw. Fortschreiten von Bandscheibenschäden, dar. Hinzu kommt, daß Schwimmen eine Sportart ist, die in jedem Lebensalter gleichermaßen ausgeübt werden kann: Für Jugendliche hat es zweifellos eher eine prophylaktische, für ältere Menschen meist jedoch bereits eine kurative Bedeutung.

Es war daher sehr verdienstvoll, daß der Autor eine zusammenfassende Broschüre über die zahlreichen Probleme und Aspekte des Schwimmens verfaßt hat.

Die Befolgung der Anleitungen in diesem Buch wird vielen Gesunden, aber auch vielen Bandscheibenleidenden helfen, selbst und aktiv an der Beseitigung ihrer Beschwerden zu arbeiten bzw. dem Auftreten von Wirbelsäulenerkrankungen vorzubeugen.

Wesentlich sind auch die zahlreichen ausführlichen Hinweise, die den Bewegungsablauf für die Wirbelsäule besprechen. Dabei wird aufgezeigt, wie außerordentlich wichtig es ist, daß gleichzeitig mit dem entsprechenden Muskeltraining auch die Funktion der Wirbelsäule immer nur im Einklang mit dem anderen Bewegungsapparat geübt wird."

Zum Kapitel „Schwimmen bei Gelenkersatz"
Prof. Dr. Klaus STEINBRÜCK*), Arzt für Orthopädie – Sportmedizin,
Chefarzt der Sportklinik Stuttgart:

„...Schwimmen bedeutet im Rahmen der Prophylaxe und Therapie von Erkrankungen des Haltungs- und Bewegungsapparates eine der wichtigsten sportlichen Disziplinen überhaupt. Leider sind die Empfehlungen hierzu jedoch vielfach zu pauschal und damit undifferenziert.

Das hier vorliegende, breitangelegte und gut aufgebaute Buch über das Schwimmen bringt nun eine ganz wesentliche Bereicherung. Aufgrund umfangreicher eigener Erfahrungen in Praxis und Lehre geht der Autor u. a. speziell auf die Vor- und Nachteile der einzelnen Lagen ein.

Schwimmen ist bei zahlreichen Wirbelsäulenerkrankungen (Kyphosen, Skoliosen, Bandscheibenschäden) vor allem in der Rückenlage, aber auch im Bruststil mit langer Gleitphase, äußerst günstig. Die Muskulatur wird besonders im warmen Wasser entspannt und gedehnt. Bei Arthrosen ist die Bewegung unter Entlastung gerade beim Schwimmen optimal gewährleistet. Dies gilt insbesondere auch für die körperliche Rehabilitation bei künstlichem Gelenkersatz. Speziell in diesem Hinblick weist der Verfasser zu Recht auf die besonders vorteilhafte Technik des Seitenschwimmens hin."

---

*) Prof. Dr. Steinbrück hat 12 Jahre lang die sportorthopädische Ambulanz der Orthopädischen Klinik der Universität Heidelberg geleitet. Er ist Mitautor des Buches „Der Mensch ist so jung wie seine Gelenke" von Prof. Dr. Horst Cotta und hat das Kapitel „Auswirkungen des Sports am Haltungs- und Bewegungsapparat" konzipiert.

Ein Dankeschön...

Wertvolle Erkenntnisse für die praktische Arbeit verdanke ich einer Dame, die nach einer Gehirnoperation (Winkelbrückentumor und Zyste im Kleinhirn) unter schweren Störungen der Sensomotorik leidet.

Durch die Vorteile der Bewegung im Wasser gelangte sie zu großen individuellen Bewegungserfolgen, wobei die bewußt eingesetzte Atemführung eine entscheidende Hilfe darstellte.

Ausschlaggebend für diesen Erfolg war aber vor allem ihr unerschütterlicher Wille, die schwere Behinderung so weit wie möglich auszugleichen.

Ich möchte an dieser Stelle meiner uneingeschränkten Bewunderung für diese großartige Frau Ausdruck verleihen.

Herrn Univ.-Prof. Dr. phil. Erwin NIEDERMANN, Salzburg, bin ich zu großem Dank verpflichtet. Er hat mir während der langjährigen Zusammenarbeit in vielen Gesprächen wertvolle Anregungen gegeben und mich damit in meiner Arbeit bestärkt.

Herrn Prof. Dr. phil. Hermann RIEDER, Heidelberg, danke ich sehr herzlich für seine Bereitschaft, das Geleitwort zum II. Teil zu verfassen.

Mein ganz besonderer Dank gilt den Ärzten
     Univ.-Prof. Dr. Alfred AIGNER, Salzburg
     Univ.-Prof. Dr. Hans-Erich DIEMATH, Salzburg
     Univ.-Prof. Dr. Rudolf EBERL, Wien
     Med. Dir. Dr. Werner ECKERT, Heidelberg
     Chefarzt Dr. Walter LAABS, Bad Salzuflen
     Oberarzt Dr. Hans Peter PAULOWITZ, Salzburg
     Univ.-Prof. Dr. Ludwig PROKOP, Wien
     Prof. Dr. Klaus STEINBRÜCK, Stuttgart
für ihre großzügige Unterstützung in Form von medizinischen Beratungen und Statements.

Meinem Freund Rüdiger FAHRNER danke ich herzlichst für seine Illustrationen, die er trotz starker beruflicher Beanspruchung für mein Buch gezeichnet hat.

Die zweite Illustratorin ist die erst 15jährige Irene LOVCIK, für die diese Arbeit eine erste Bestätigung ihres zeichnerischen Talents darstellt. Auch ihr sei besonders gedankt, vor allem für den Mut, diese Aufgabe zu übernehmen.

Last not least danke ich meiner Frau, die nicht nur die Mühe des Manuskriptschreibens auf sich genommen hat, sondern auch durch ihre konstruktive Mitarbeit eine große Hilfe für mich war.

Mein Dank gebührt auch dem Verlag für sein Interesse und freundliches Entgegenkommen.
Siegfried Kreuzhuber

Wohin zur Kur in Österreich?
(Kurorte mit Schwimmbädern)

Aspach (Oberösterreich)
Anwendungen: Luftkurort, Kneippanwendungen, Unterwassermassagen, Sauerstoff- und Kohlensäurebäder.
Indikationen: Erholungsbedürftigkeit, Rekonvaleszenz.

Bad Aussee (Steiermark)
Anwendungen: Trinkkur, Solebäder, Schlammpackungen, Bewegungsbäder, Hydrotherapie, Kneippanwendungen.
Kurmittel: Glaubersalzquelle, Sole, Soleschlamm.
Indikationen: Chronische Entzündungen der Gallenwege, chronische Lebererkrankungen, unterstützende Behandlung leichterer Diabetes-mellitus-Fälle, chronische Magengeschwüre, Verstopfungen, Darmkatarrhe (chronisch), Übergewicht, Gicht, Frauenkrankheiten, Kreislaufstörungen, rheumatische Erkrankungen, katarrhalische Erkrankungen der Atmungsorgane.

Bad Deutsch-Altenburg (Niederösterreich)
Anwendungen: Bäder, Schlammpackungen, Inhalationen, Unterwasserbehandlung.
Kurmittel: Schwefeltherme.
Indikationen: Chronische rheumatische Erkrankungen, Neuralgien, Psoriasis, Verletzungsfolgen, Lähmungserscheinungen, chronische Frauenleiden.

Badgastein (Salzburg)
Anwendungen: Thermalbäder, Unterwassertherapie, Trinkkuren, Quelldunstbäder, Inhalationen, radioaktiver Thermalstollen, Heilgymnastik, Kneippanwendungen, Fango- und Moorpackungen.
Kurmittel: Radonhaltige Akratothermen und radioaktiver Thermalstollen.
Indikationen: Rheumatische Erkrankungen, Restzustände nach Lähmungen, Verletzungsfolgen, Osteoporose, Gefäßerkrankungen, Potenzstörungen, Gicht, Mundhöhlenerkrankungen, Altersbeschwerden.

Baden (Niederösterreich)
Anwendungen: Badekuren, Mundsprühbäder, Trinkkuren, Inhalationen, Luftkuren.
Kurmittel: Schwefelthermen (Calcium-Magnesium-Sulfat-Chlorid).
Indikationen: Rheumatische Erkrankungen, alle Erkrankungen der Gelenke und Muskeln im subakuten oder chronischen Zustand, Neuralgien, bestimmte Hauterkrankungen (z. B. Psoriasis), Folgen von Unfällen, Lähmungserscheinungen, chronische Frauenleiden, Zahnfleisch- und Nebenhöhlenerkrankungen, Verstopfung, Bronchitis, Rekonvaleszenz nach Operationen, Hochdruck, vegetative Dystonie.

Bad Gleichenberg (Steiermark)
Anwendungen: Trinkkur, Badekur, Aerosolbehandlung, Unterwasserbehandlung, Bürstenbäder, Packungen.
Kurmittel: Natrium-Hydrogencarbonat-Chlorid-Säuerlinge.
Indikationen: Erkrankungen der Atmungsorgane, Herz- und Kreislauferkrankungen, Erkrankungen der ableitenden Harnwege, Magen- und Darmleiden.

Bad Goisern (Oberösterreich)
Anwendungen: Bäder, Trinkkuren, Inhalationen, Luftkuren, Kohlensäurebäder, Schlammpackungen, Unterwasserbehandlung.
Kurmittel: Schwefelquelle.
Indikationen: Chronische Muskel- und Gelenkserkrankungen, rheumatische Beschwerden, Verletzungsfolgen, chronische Hauterkrankungen, chronische Schleimhautentzündung, Erholungsbedürftigkeit und Rekonvaleszenz.

Bad Hall (Oberösterreich)
Anwendungen: Bäder, Trinkkuren, Inhalationen, Besprühungen, Packungen.
Kurmittel: Jodsolequellen (Natrium-Chlorid-Jod).
Indikationen: Gefäßerkrankungen (Hypertonie, Arteriosklerose etc.) Koronarinsuffizienz, Angina pectoris, Zustände nach Herzinfarkt, Augenleiden, Folgezustände nach Schlaganfall, Gelenkserkrankungen, Entzündungen der Atemwege, Frauenleiden, Ekzeme.

142

Bad Häring (Tirol)
Anwendungen: Bäder, Trinkkuren, Unterwasserbehandlung, Kneippanwendungen.
Kurmittel: Schwefelquelle.
Indikationen: Rheumatische Erkrankungen, Hautkrankheiten wie Psoriasis und juckende Ekzeme, Gicht, chronische Metallvergiftungen, Verstopfung, allergische Darmleiden, Unterstützung bei leichterer Zuckerkrankheit.

Bad Hofgastein (Salzburg)
Anwendungen: Thermalbäder, Unterwasserbehandlung, Trinkkuren, Fangopackungen, Kneippanwendungen, Mundduschen, Inhalationen.
Kurmittel: Radioaktives Thermalwasser.
Indikationen: Rheumatische Erkrankungen, Restzustände nach Lähmungen, Verletzungsfolgen, Osteoporose, Gefäßerkrankungen, Potenzstörungen, Gicht, Mundhöhlenentzündung, Altersbeschwerden.

Bad Ischl (Oberösterreich)
Anwendungen: Bäder, Schlammpackungen, Inhalationen, Trinkkuren, Luftkuren, Kohlensäurebäder, Unterwasserbehandlung, Hydrotherapie, Sole-Dampfbad, Sole-Schwimmbad.
Kurmittel: Sole, Soleschlamm und Schwefelquellen.
Indikationen: Erkrankungen der Atemwege, Verdauungserkrankungen, Herz- und Kreislaufstörungen, Nervenleiden, rheumatische Erkrankungen, Frauenleiden, Kinderkrankheiten, Erholungsbedürftigkeit und Rekonvaleszenz.

Bad Kleinkirchheim (Kärnten)
Anwendungen: Bäder, Trinkkuren, Heilgymnastik, Unterwasserbehandlung, Munddusche.
Kurmittel: Akratotherme.
Indikationen: Rheumatische Erkrankungen, Verletzungsfolgen, Vegetative Dystonie, Erschöpfungszustände, Zyklusstörungen und andere Frauenleiden.

Bad Leonfelden (Oberösterreich)
Anwendungen: Moorbäder, Moorpackungen, Kneippanwendungen, Kohlensäurebäder, Bäder, Unterwasserbehandlung, Bewegungstherapie.
Kurmittel: Heilmoor, Kneipptherapie.
Indikationen: Rheumatische Erkrankungen, chronische Nervenentzündungen, Frauenleiden, Verletzungsfolgen.

Bad Mitterndorf (Steiermark)
Anwendungen: Thermalbäder, Moorbäder, Luftkuren, Kneippmethoden.
Kurmittel: Akratotherme, Heilmoor.
Indikationen: Rheumatische Erkrankungen, Rekonvaleszenz, Frauenleiden, Verletzungsfolgen, Erkrankungen der Atemwege, bestimmte Fälle von Bluthochdruck und Hautkrankheiten.

Bad Schallerbach (Oberösterreich)
Anwendungen: Bäder, Trinkkuren, Unterwasserbehandlung, Heilgymnastik.
Kurmittel: Schwefelquelle.
Indikationen: Rheumatische Erkrankungen, Verletzungsfolgen, Osteoporose, Gicht, Lähmungserscheinungen.

Bad Schönau (Niederösterreich)
Anwendungen: Kohlensäurebäder, Kohlensäuregasbäder, Trinkkuren, Inhalationen, Unterwasserbehandlung.
Kurmittel: Calcium-Magnesium-Hydrogencarbonat-Sulfat-Eisensäuerling.
Indikationen: Kreislauferkrankungen (Durchblutungsstörungen), nervöse Erschöpfungszustände, Dysfunktion der Schilddrüse, Anämien, Diabetes, Ekzeme, verschiedene Herzerkrankungen, entzündliche Erkrankungen des Magen-Darm-Traktes, bestimmte Harnsteinleiden (außer Phosphat- und Karbonatsteine).

Bad Tatzmannsdorf (Burgenland)
Anwendungen: Trinkkuren, natürliche Kohlensäurebäder, Kohlensäuregasbäder, Moorbäder und Moorpackungen, Heilmassagen, Streckbehandlung (unter Wasser), galvanische Bäder und Gymnastik.
Kurmittel: Natrium-Calcium-Hydrogencarbonat-Säuerling, Calcium-Hydrogencarbonat-Eisensäuerling, Heilmoor.
Indikationen: Herz- und Kreislaufstörungen, nervöse Erschöpfungszustände, Durchblutungsstörungen,

Ekzeme, Sexualstörungen, Magen- und Zwölffingerdarmgeschwüre, Gicht, Harnsäure-Steine, Blutarmut, Nieren- und Harnwegserkrankungen, Frauenleiden, rheumatische Erkrankungen.

Bad Vöslau (Niederösterreich)
Anwendungen: Bäder, Trinkkuren, Moorbehandlungen, Massagen, Unterwassertherapie.
Kurmittel: Akratothermen (akratische Calcium-Magnesium-Hydrogencarbonat-Sulfatthermen).
Indikationen: Kreislaufstörungen, Erschöpfungszustände, Rehabilitation nach Verletzungen im Bewegungsapparat, Erkrankungen der ableitenden Harnwege, Steinleiden.

Bad Wimsbach-Neydharting (Oberösterreich)
Anwendungen: Moorschwebstoffbäder, Moorvaginalspülungen, Moordarmbäder, Moorpackungen, Moorbäder, Moortrinkkuren, Unterwasserbehandlung.
Kurmittel: Heilmoor.
Indikationen: Frauenleiden, rheumatische Erkrankungen, Verletzungsfolgen, Lokalbehandlung chronischer Leber- und Gallenleiden.

Bleiberg (Kärnten)
Anwendungen: Bäder, Unterwasserbehandlung, Kneippanwendungen.
Kurmittel: Akratische Thermalquelle.
Indikationen: Rheumatische Erkrankungen, Verletzungsfolgen, Kreislaufstörungen, Erschöpfungszustände, Frauenleiden.

Moorbad St. Felix in Bruckenholz (Salzburg)
Anwendungen: Bäder, Packungen.
Kurmittel: Heilmoor.
Indikationen: Rheumatische Erkrankungen, Abnützungserkrankungen der Stütz- und Bewegungsorgane, Verletzungsfolgen, Frauenleiden, Erholungsbedürftigkeit.

Dellach im Drautal (Kärnten)
Anwendungen: Luftkur.
Indikationen: Erschöpfungszustände, Rekonvaleszenz.

Dürrnberg bei Hallein (Salzburg)
Anwendungen: Badekuren und Inhalationen mit Sole, Trinkkuren, Moorpackungen, Heublumenpackungen, Kneippanwendungen.
Kurmittel: Sole, Glaubersalzquelle, Moor, Kneipptherapie.
Indikationen: Rheumatische Erkrankungen, Durchblutungsstörungen, Erkrankungen der oberen Luftwege, Magen-, Darm-, Galle- und Leberleiden, chronische Erkrankungen der Bauchspeicheldrüse, Gicht, Diabetes, Fettsucht.

Gallspach (Oberösterreich)
Anwendungen: Luftkur, physikalische Methoden.
Indikationen: Erholungsbedürftigkeit, Rekonvaleszenz.

Gams ob Frauental (Steiermark)
Anwendungen: Trinkkuren.
Kurmittel: Akratische Eisenquelle.
Indikationen: Eisenmangelanämien, Rekonvaleszenz.

Gmös/Laakirchen (Oberösterreich)
Kurmittel: Heilmoor.
Indikationen: Chronisch-rheumatische Erkrankungen, chronische Nervenentzündungen, Entzündungsreste der Gelenke und des Bauchraums, Verletzungsfolgen.

Gmunden (Oberösterreich)
Anwendungen: Kneippmethoden, Luftkur.
Indikationen: Erholungsbedürftigkeit und Rekonvaleszenz.

Großpertholz (Niederösterreich)
Anwendungen: Moorbäder, Moorpackungen.
Kurmittel: Heilmoor.
Indikationen: Rheumatische Erkrankungen, Frauenleiden, Verletzungsfolgen, bestimmte Hauterkrankungen.

144

Kitzbühel (Tirol)
Anwendungen: Moorpackungen, Moorbäder, Unterwasserbehandlung, Heil- und Bindegewebsmassagen, Kohlensäurebäder, andere Bäder.
Kurmittel: Heilmoor.
Indikationen: Rheumatische Erkrankungen, chronische Nervenentzündungen, Frauenleiden, Verletzungsfolgen, Lokalbehandlung von Entzündungsresten.

Loipersdorf (Steiermark)
Kurmittel: Natrium-Chlorid-Hydrogencarbonat-Thermalsole, Heilerde (Gossendorfer Bentonit).
Indikationen: Erkrankungen des rheumatischen Formenkreises, Neuralgien, chronische Entzündungen des Verdauungstraktes und des Urogenitaltraktes, chronische Thrombophlebitiden.

Moorbad Mattsee (Salzburg)
Anwendungen: Bäder (Latschenkiefer, Fichtennadel, Kräuter, Schwefel, Sole, Jod, Kohlensäure).
Kurmittel: Heilmoor.
Indikationen: Rheumatische Erkrankungen, Verletzungsfolgen, Frauenleiden.

Heilbad Mehrn (Tirol)
Anwendungen: Bäder, Packungen, Trinkkuren.
Kurmittel: Heilbäder, Calcium-Magnesium-Sulfat-Hydrogencarbonat-Quelle.
Indikationen: Rheumatische Erkrankungen, Gicht, Erholungsbedürftigkeit, chronische Leberschäden, leichte Formen von Zuckerkrankheit.

Millstatt (Kärnten)
Anwendungen: Luftkur.
Indikationen: Katarrhe der Atemwege, Erholungsbedürftigkeit und Rekonvaleszenz.

Mönichkirchen (Niederösterreich)
Anwendungen: Heilklima.
Indikationen: Nervöse Erschöpfung, Kreislaufstörungen, Erholungsbedürftigkeit, Erkrankungen der Atmungsorgane (zur Abhärtung).

Pörtschach (Kärnten)
Anwendungen: Luftkur.
Indikationen: Erholungsbedürftigkeit, Rekonvaleszenz, Erkrankungen der Atemwege.

Puchberg am Schneeberg (Niederösterreich)
Anwendungen: Heilklima, Hydrotherapie, Unterwasserbehandlung, Kneippanwendungen.
Kurmittel: Kneipptherapie.
Indikationen: Nervöse Erschöpfung, labile Gefäße, Durchblutungsstörungen, Überlastung, Verletzungsfolgen, Rehabilitation nach schweren inneren Erkrankungen.

Radkersburg (Steiermark)
Anwendungen: Bäder, Trinkkuren, Schlammpackungen.
Kurmittel: Magnesium-Calcium-Hydrogencarbonat-Säuerling.
Indikationen: Entzündliche Erkrankungen des Darmtraktes, entzündliche Prozesse in den ableitenden Harnwegen, Erkrankungen des Herzmuskels und des peripheren Kreislaufes.

Reichenau an der Rax (Niederösterreich)
Anwendungen: Heilklima, Unterwasserbehandlung, Heilgymnastik, galvanische Bäder, Kohlensäurebäder, Entschlackungskuren.
Kurmittel: Heilklima, Kneipptherapie.
Indikationen: Nervöse Erschöpfung, labile Gefäße, Überbelastung, Rekonvaleszenz nach inneren Erkrankungen und Operationen.

Moorbad Reuthe (Vorarlberg)
Anwendungen: Moorbäder, Moorpackungen, Bäder, Unterwasserbehandlung, Bewegungsbad.
Kurmittel: Moor, akratische Eisenquelle.
Indikationen: Rheumatische Erkrankungen, Bandscheibenschäden, Ischias, Gicht, Frauenleiden, Erschöpfungszustände, Rekonvaleszenz, Verletzungsfolgen.

Salzburg-Leopoldskron
Anwendungen: Moorbäder, Moorpackungen, Moorschwebstoffbäder, Trinkkuren, Solebäder, Kneippanwendungen, Inhalationen, Unterwasserbehandlung, Heilmassage, Heilgymnastik.

Kurmittel: Heilmoor, Kneipptherapie.
Indikationen: Frauenleiden, rheumatische Erkrankungen, Belastungsschäden der Stütz- und Bewegungsorgane, Verletzungsfolgen.

St. Martin bei Lofer (Salzburg)
Anwendungen: Moorbäder, Massagen.
Kurmittel: Heilmoor.
Indikationen: Frauenleiden, Durchblutungsstörungen der Extremitäten, Arthrosen, chronische Ischialgien.

St. Radegund (Steiermark)
Anwendungen: Heilklima, Bäder (Kräuter, Moor, Kleie, Eichenrinde), Unterwasserbehandlung, Diätkuren, Verdauungsregelung.
Kurmittel: Heilklima.
Indikationen: Vegetative Dystonie, Überfunktion der Schilddrüse, nervöse Erschöpfung, Rekonvaleszenz.

Sauerbrunn (Burgenland)
Anwendungen: Trinkkuren.
Kurmittel: Calcium-Magnesium-Natrium-Hydrogencarbonat-Sulfat-Säuerling.
Indikationen: Gastritis, Nachbehandlung von Geschwüren, Erkrankungen der ableitenden Harnwege, Nachbehandlung nach Prostata- und Blasenoperationen, katarrhalische Erkrankungen der Atemwege, Darmentzündungen.

Moorbad Schwanberg (Steiermark)
Anwendungen: Moorbäder, Moorpackungen, Medizinalbäder.
Kurmittel: Heilmoor.
Indikationen: Rheumatische Erkrankungen, Arthrosen, Frauenleiden, Verletzungs- und Operationsfolgen, bestimmte Hauterkrankungen, Entzündungsreste.

Seefeld (Tirol)
Anwendungen: Bäder, Unterwasserbehandlung. Kneippanwendungen.
Kurmittel: Kneipptherapie.
Indikationen: Rheumatische Erkrankungen, Kreislaufstörungen, Nervenerkrankungen.

Semmering (Niederösterreich)
Anwendungen: Heilklima, Kneippmethoden, Unterwasserbehandlung, Inhalationen.
Kurmittel: Heilklima, Kneipptherapie.
Indikationen: Funktionelle Störungen, Kreislauf- und Druchblutungsstörungen, Verletzungs- und Operationsfolgen, Erkrankungen der Atemwege, Bluthochdruck, Schilddrüsenüberfunktion.

Trebesing (Kärnten)
Anwendungen: Bäder, Trinkkuren, Heilgymnastik.
Kurmittel: Calcium-Hydrogencarbonat-Sulfat-Säuerling.
Indikationen: Nichtdekompensierte Herz- und Kreislaufstörungen, Rekonvaleszenz, Magen- und Darmkatarrhe, leiche Entzündungen der ableitenden Harnwege.

Velden am Wörtersee (Kärnten)
Anwendungen: Luftkur, Inhalation, Sauerstoffbäder.
Indikationen: Rekonvaleszenz, Erkrankungen der Atemwege, Erholungsbedürftigkeit.

Vigaun (Salzburg)
Kurmittel: Natrium-Calcium-Chlorid-Sulfat-Therme.
Indikationen: Erkrankungen des Bewegungsapparats, Wiederherstellung bei traumatischen Schäden, neurovegetative Dystonie, Übermüdung, Erschöpfung, Zyklusstörungen, klimakterische Beschwerden.

Warmbad Villach (Kärnten)
Anwendungen: Bäder, Unterwasserbehandlung, Heilgymnastik, Mundduschen, Inhalationen.
Kurmittel: Akratische Calcium-Magnesium-Hydrogencarbonat-Therme.
Indikationen: Rheumatische Erkrankungen, Verletzungsfolgen, Kräftigung der Muskulatur, Kreislaufstörungen (vegetative Dystonie), Erschöpfungszustände, Frauenleiden.

Weißenbach (Kärnten)
Anwendungen: Bäder, Trinkkuren.

Kurmittel: Natrium-Calcium-Hydrogencarbonat-Thermalsäuerling.
Indikationen: Herz- und Kreislaufstörungen, Erschöpfungszustände, Verletzungsfolgen, Gastritis, Magenübersäuerung, Darmentzündungen, Harnsteine, entzündliche Erkrankungen der ableitenden Harnwege.

Thermalschwefelquelle Oberlaa (Wien)
Anwendungen: Bäder, Mundbäder, Inhalationen, Unterwasserbehandlung, Heilgymnastik.
Kurmittel: Schwefeltherme.
Indikationen: Rheumatische Erkrankungen, Gicht, Neuralgien, Verletzungsfolgen, Ekzeme, allergische Hautreaktionen, Akne, Erkrankungen der Atemwege, entzündliche chronische Erkrankungen der Nebenhöhlen.

Wildbad Einöd (Steiermark)
Anwendungen: Bäder, Trinkkuren, Heilgymnastik, Unterwasserbehandlung, Inhalationen.
Kurmittel: Thermalsäuerlinge.
Indikationen: Entzündliche Erkrankungen des Magen- und Darmtraktes, Magengeschwüre, Erkrankungen der ableitenden Harnwege, Herz- und Gefäßerkrankungen, Kreislaufstörungen, Erschöpfungszustände, Frauenleiden.

Windischgarsten (Oberösterreich)
Anwendungen: Luftkur, Unterwasserbehandlung.
Indikationen: Erholungsbedürftigkeit, Rekonvaleszenz.

Wolfsegg am Hausruck (Oberösterreich)
Anwendungen: Luftkur, Kneippanwendungen, Heilmassagen, Unterwasserbehandlung, Diätkuren.
Kurmittel: Kneipptherapie.
Indikationen: Erholungsbedürftigkeit, Rekonvaleszenz.

Wohin zur Kur in Deutschland?
(Kurorte mit Schwimmbädern)

Aachen
Kurmittel: S-haltige Na-Cl-HCO$_3$-Therme, Na-Cl-HCO$_3$-Therme, Na-Cl-Therme.
Indikationen: Rheumatische Erkrankungen, degenerative Erkrankungen der Gelenke und der Wirbelsäule, Folgezustände von Unfällen sowie Nachbehandlung von Lähmungen und Operationen am Bewegungsapparat, Gelenkveränderungen durch Gicht, Dermatosen.

Bad Abbach
Kurmittel: S-haltige Quelle, Schwefelschlamm, Moor.
Indikationen: Chronisch-entzündliche rheumatische Erkrankungen: Rheumatoide Arthritis (primär chronische Polyarthritis), Spondylitis ankylosans (Strümpell – Marie Bechterew), Degenerative Erkrankungen der Gelenke und der Wirbelsäule (Arthrosis deformans, Spondylose), Gelenkveränderungen durch Gicht, Nachbehandlung nach Operationen sowie Unfall- und Kriegsverletzungen am Bewegungsapparat.

Bad Aibling
Kurmittel: Moor.
Indikationen: Rheumatische Erkrankungen, Arthrosen, degenerative Erkrankungen der Wirbelsäule, Nachbehandlung nach Lähmungen, Frauenleiden, Erkrankungen der ableitenden Harnwege (Prostatahypertrophie, Prostatitis).

Arolsen
Kurmittel: Calcium-Magnesium-Sulfat-Wasser.
Indikationen: Magen-Darm-Erkrankungen, funktionelle Darmstörungen (Obstipation), Leber- und Gallenwegserkrankungen, Stoffwechselerkrankungen.

Baden-Baden
Kurmittel: Na-Cl-Therme.

Indikationen: Rheumatische Erkrankungen (rheumatoide Arthritis, Spondylitis, Arthrosen), Nachbehandlung nach Unfallverletzungen am Bewegungsapparat, Gefäßerkrankungen des Nervensystems (Lähmungen, Weiterbehandlung nach cerebralem Insult), Frauenleiden, Erkrankungen der Atmungsorgane.

Badenweiler
Kurmittel: Akratotherme, Na-Ca-Cl-HCO$_3$-Therme.
Indikationen: Rheumatische Erkrankungen, Nachbehandlung nach Unfallverletzungen bzw. Operationen am Bewegungsapparat, Gefäßerkrankungen, Stoffwechselerkrankungen, Erkrankungen der Atmungsorgane (ausgenommen Tbc).

Bad Bellingen
Kurmittel: Na-Ca-Cl-Therme.
Indikationen: Rheumatische Erkrankungen, Erkrankungen des Nervensystems (rückbildungsfähige Lähmungen, Weiterbehandlung nach cerebralem Insult).

Bad Bentheim
Kurmittel: S-haltige Ca-SO$_4$-HCO$_3$-Quelle, Thermalsole, Moor.
Indikationen: Rheumatische Erkrankungen, degenerative Erkrankungen der Gelenke und der Wirbelsäule, Nachbehandlung nach Unfallverletzungen und Operationen am Bewegungsapparat, Nervenleiden, Erkrankungen im Kindesalter, Psoriasis, periphere Durchblutungsstörungen, Erkrankungen der Atmungsorgane, Frauenleiden, exsudative Diathese.

Berchtesgaden
Kurmittel: Sole.
Indikationen: Funktionelle Kreislaufstörungen. Erkrankungen der Atmungsorgane, rheumatische Erkrankungen, Erkrankungen im Kindesalter.

Bad Bertrich
Kurmittel: Na-HCO$_3$-SO$_4$-Therme.
Indikationen: Magen-, Darm-, Leber- und Gallenwegserkrankungen, Stoffwechselerkrankungen, rheumatische Erkrankungen (degenerative Erkrankungen der Gelenke und der Wirbelsäule, Gelenkveränderungen durch Gicht, Nachbehandlung nach Unfall- und Kriegsverletzung am Bewegungsapparat).

Bad Bevensen
Kurmittel: Eisen- und jodhaltige Thermalsole.
Indikationen: Rheumatische Erkrankungen (degenerative Erkrankungen der Gelenke und der Wirbelsäule, chronische Polyarthritis, Arthrosen), Erkrankungen der Atmungsorgane (chronisch bronchitisches Syndrom, Asthma bronchiale), Kreislauf- und Gefäßerkrankungen.

Birnbach
Kurmittel: Natrium-Hydrogencarbonat-Chlorid-Therme.
Indikationen: Rheumatische Erkrankungen, degenerative Erkrankungen der Gelenke und der Wirbelsäule, Nachbehandlung nach Unfallverletzungen und Operationen am Bewegungsapparat.

Bad Bocklet
Kurmittel: Eisenhaltiger Na-Ca-Mg-HCO$_3$-Cl-SO$_4$-Säuerling, Moor.
Indikationen: Herz- und Gefäßerkrankungen, rheumatische Erkrankungen, Frauenleiden, Erkrankungen des Nervensystems.

Bodenwerder
Kurmittel: Jodhaltige Sole.
Indikationen: Rheumatische Erkrankungen, Exsudative Diathese, Gefäßerkrankungen, Erkrankungen der Atmungsorgane.

Bad Boll
Kurmittel: S-haltige Na-Ca-HCO$_3$-Quelle, Fango.
Indikationen: Rheumatische Erkrankungen, degenerative Erkrankungen der Wirbelsäule, Nachbehandlung nach Unfallverletzungen und Operationen am Bewegungsapparat, funktionelle Kreislaufstörungen, Hautkrankheiten.

Bad Bramstedt
Kurmittel: Na-Cl-Quelle, Sole, Moor.
Indikationen: Rheumatische Erkrankungen, degenerative Erkrankungen der Wirbelsäule und der Gelen-

ke, Nachbehandlung nach Unfällen und Operationen am Bewegungsapparat, Erkrankungen des Nervensystems.

Bad Breisig
Kurmittel: Na-Mg-Cl-HCO$_3$-Thermal-Säuerling.
Indikationen: Rheumatische Erkrankungen, Herz- und Gefäßerkrankungen, Stoffwechselerkrankungen (unterstützende Behandlung des Diabetes).

Bad Brückenau, Staatsbad
Kurmittel: Säuerlinge, Moor.
Indikationen: Erkrankungen der Harnwege einschließlich Nierenparenchymschäden bei Pyelitis, Prostatahypertrophie, chronische Prostatitis, Herz- und Gefäßerkrankungen. Frauenleiden, rheumatische Erkrankungen, Stoffwechselerkrankungen.

Bad Brückenau, Stadt
Kurmittel: Eisenhaltiger Ca-Mg-SO$_4$-HCO$_3$-Säuerling, Ca-Mg-SO$_4$-HCO$_3$-Quelle, Moor.
Indikationen: Magen-Darm-Erkrankungen, Stoffwechselerkrankungen, rheumatische Erkrankungen, Frauenleiden.

Bad Buchau
Kurmittel: Moor.
Indikationen: Rheumatische Erkrankungen, degenerative Erkrankungen der Gelenke und der Wirbelsäule, Gelenkveränderungen durch Gicht, Frauenleiden.

Daun
Kurmittel: Na-Mg-HCO$_3$-Säuerling.
Indikationen: Herz- und Gefäßerkrankungen, Stoffwechselerkrankungen.

Bad Ditzenbach
Kurmittel: Na-Ca-HCO$_3$-SO$_4$-Therme, Na-Ca-Cl-SO$_4$-Therme, Säuerlinge.
Indikationen: Herz- und Gefäßerkrankungen, Stoffwechselerkrankungen, Erkrankungen der ableitenden Harnwege, rheumatische Erkrankungen.

Bad Driburg
Kurmittel: Eisenhaltiger Ca-SO$_4$-HCO$_3$-Säuerling, Ca-Mg-HCO$_3$-Säuerling, Ca-Mg-SO$_4$-HCO$_3$-Säuerling, Schwefelmoor.
Indikationen: Herz- und Gefäßerkrankungen, rheumatische Erkrankungen (degenerative Erkrankungen der Wirbelsäule), Frauenleiden (Facharzt am Ort), Magen- und Darmerkrankungen, funktionelle Darmstörungen (Obstipation), Leber- und Gallenwegserkrankungen, Stoffwechselerkrankungen (unterstützend bei Fettsucht), Erkrankungen der ableitenden Harnwege.

Bad Dürkheim
Kurmittel: Leicht arsenhaltige Na-Cl-Quelle, Sole.
Indikationen: Rheumatische Erkrankungen (degenerative Erkrankungen der Wirbelsäule, Erkrankungen der Atmungsorgane (chronisch bronchitisches Syndrom), Magenerkrankungen, funktionelle Darmstörungen (Obstipation).

Bad Dürrheim
Kurmittel: Sole, Ca-SO$_4$-HCO$_3$-Quelle.
Indikationen: Erkrankungen der Atmungsorgane (Asthma bronchiale, chronische Bronchitis), Gefäßerkrankungen, rheumatische Erkrankungen, chronisch entzündliche Augenleiden, Erkrankungen im Kindesalter.

Eberbach
Kurmittel: Na-Ca-Cl-Quelle.
Indikationen: Rheumatische Erkrankungen, Erkrankungen der Atmungsorgane, Magen- und Darmerkrankungen.

Bad Eilsen
Kurmittel: S-haltige Ca-Mg-SO$_4$-Quelle, Schwefelschlamm.
Indikationen: Rheumatische Erkrankungen (chronisch-entzündliche rheumatische Erkrankungen, degenerative Erkrankungen der Gelenke und der Wirbelsäule, Nachbehandlung nach Unfallverletzungen am Bewegungsapparat, Gelenkveränderungen durch Gicht), Erkrankungen der Atmungsorgane, funktionel-

le Kreislaufstörungen, Erkrankungen des Nervensystems, Frauenleiden.

Bad Ems
Kurmittel: Na-HCO₃-Cl-Thermal-Säuerlinge.
Indikationen: Erkrankungen der Atmungsorgane (Asthma bronchiale), Herz- und Gefäßerkrankungen, rheumatische Erkrankungen, degenerative Erkrankungen der Wirbelsäule, allergische Erkrankungen.

Endorf
Kurmittel: Jodhaltige Thermalsole, Moor.
Indikationen: Herz- und Gefäßerkrankungen, rheumatische Erkrankungen, degenerative Erkrankungen der Gelenke und der Wirbelsäule, Augenleiden.

Bad Essen
Kurmittel: Sole.
Indikationen: Rheumatische Erkrankungen, Nachbehandlung nach Unfallverletzungen am Bewegungsapparat, Erkrankungen des Nervensystems, Frauenleiden, Erkrankungen im Kindesalter, Erkrankungen der Atmungsorgane.

Bad Feilnbach
Kurmittel: Moor.
Indikationen: Rheumatische Erkrankungen, degenerative Erkrankungen der Gelenke und der Wirbelsäule, Gelenkveränderungen durch Gicht, Frauenleiden.

Bad Füssing
Kurmittel: S-haltige Na-HCO₃-Cl-Therme.
Indikationen: Rheumatische Erkrankungen (degenerative Erkrankungen der Gelenke und der Wirbelsäule), Nachbehandlung von Unfall- oder Kriegsverletzungen und Operationen am Bewegungsapparat, Lähmungen.

Bad Gandersheim
Kurmittel: Na-Cl-Quelle, Sole.
Indikationen: Rheumatische Erkrankungen (degenerative Erkrankungen der Wirbelsäule), Frauenleiden, Erkrankungen im Kindesalter, Erkrankungen der Atmungsorgane.

Bad Gögging, Römerbad
Kurmittel: S-haltige Quellen, Moor.
Indikationen: Rheumatische Erkrankungen (degenerative Erkrankungen der Wirbelsäule), Frauenleiden, Hautkrankheiten, funktionelle Kreislaufstörungen.

Bad Gögging, Trajansbad
Kurmittel: S-haltige Quellen, Moor.
Indikationen: Rheumatische Erkrankungen (degenerative Erkrankungen der Wirbelsäule, Frauenleiden, Hautkrankheiten, funktionelle Kreislaufstörungen.

Griesbach i. Rottal
Kurmittel: Natrium-Hydrogencarbonat-Chlorid-Therme.
Indikationen: Rheumatische Erkrankungen, degenerative Erkrankungen der Gelenke und der Wirbelsäule, Nachbehandlung von Operationen und Unfallverletzungen am Bewegungsapparat.

Bad Grund
Kurmittel: Moor, Na-Cl-SO₄-Quelle.
Indikationen: Rheumatische Erkrankungen (degenerative Erkrankungen der Gelenke und der Wirbelsäule), Nachbehandlung nach Unfall- und Kriegsverletzungen am Bewegungsapparat, Gelenkveränderungen durch Gicht, Frauenleiden, Magen-, Darm- und Gallenwegserkrankungen.

Hamm
Kurmittel: Eisenhaltige Thermalsole.
Indikationen: Rheumatische Erkrankungen (degenerative Erkrankungen der Wirbelsäule).

Bad Harzburg
Kurmittel: Sole, Na-Cl-Quellen, S-haltige Quelle, Thermal-Schwefel-Sole.
Indikationen: Erkrankungen der Atmungsorgane, rheumatische Erkrankungen, Frauenleiden, Erkrankungen im Kindesalter.

Bad Heilbrunn
Kurmittel: Jodhaltige Na-Cl-Quelle, Moor.
Indikationen: Herz- und Gefäßerkrankungen (kompensierte Hypertonie), nichtentzündliche organische Erkrankungen des Herzens und der Arterien, funktionelle Kreislaufstörungen, Jodmangelkropf, rheumatische Erkrankungen, Frauenleiden, Augenleiden.

Bad Hermannsborn
Kurmittel: Säuerlinge, Ca-HCO$_3$-Säuerling, eisenhaltiger Ca-SO$_4$-Säuerling, Ca-Mg-HCO$_3$-SO$_4$-Säuerling.
Indikationen: Herz- und Gefäßerkrankungen, rheumatische Erkrankungen, Frauenleiden.

Bad Herrenalb
Kurmittel: Na-Ca-Cl-SO$_4$-Therme.
Indikationen: Magen- und Gallenwegserkrankungen, Stoffwechselstörungen, rheumatische Erkrankungen.

Bad Hersfeld
Kurmittel: Na-Ca-SO$_4$-Cl-Quelle, Na-Ca-SO$_4$-HCO$_3$-Quelle.
Indikationen: Magen-, Darm-, Leber- und Gallenwegserkrankungen, Stoffwechselerkrankungen.

Hindelang-Bad Oberdorf
Kurmittel: S-haltige Ca-SO$_4$-HCO$_3$-Quelle, Moor.
Indikationen: Rheumatische Erkrankungen (chronisch-entzündliche rheumatische Erkrankungen, degenerative Erkrankungen der Gelenke und der Wirbelsäule), Frauenleiden, Prostatahypertrophie, chronische Prostatitis.

Bad Hönningen
Kurmittel: Na-Mg-HCO$_3$-Cl-Thermal-Säuerling.
Indikationen: Herz- und Gefäßerkrankungen, rheumatische Erkrankungen.

Holzhausen
Kurmittel: Ca-Na-SO$_4$-HCO$_3$-Quelle.
Indikationen: Rheumatische Erkrankungen (degenerative Erkrankungen der Wirbelsäule), Frauenleiden, Magen-Gallenwegserkrankungen.

Bad Homburg v. d. H.
Kurmittel: Na-Cl-Säuerling, eisenhaltiger Na-Cl-Säuerling, Na-Ca-Cl-Säuerling, Na-Ca-Cl-HCO$_3$-Quelle, thermaler Na-Ca-Cl-HCO$_3$ Säuerling, Moor, Tonschlamm.
Indikationen: Magen-, Darm-, Leber- und Gallenwegserkrankungen, Stoffwechselerkrankungen, Herz- und Gefäßerkrankungen, funktionelle Kreislaufstörungen, rheumatische Erkrankungen.

Bad Honnef
Kurmittel: Na-Mg-HCO$_3$-Cl-Säuerling.
Indikationen: Herz- und Gefäßerkrankungen, funktionelle Kreislaufstörungen, Magen-, Darm-, Leber- und Gallenwegserkrankungen, Stoffwechselerkrankungen (unterstützende Behandlung bei Fettsucht, Diabetes und Gicht). Degenerative Erkrankungen der Gelenke und der Wirbelsäule.

Hopfenberg
Kurmittel: Na-Ca-Cl-Quelle, Moor.
Indikationen: Rheumatische Erkrankungen (degenerative Erkrankungen der Wirbelsäule), Nachbehandlung nach Unfallverletzungen am Bewegungsapparat, Frauenleiden.

Bad Karlshafen
Kurmittel: Sole, Na-Cl-Quelle.
Indikationen: Erkrankungen der Atmungsorgane, Asthma bronchiale, rheumatische Erkrankungen, Erkrankungen im Kindesalter (exsudative Diathese).

Kellberg
Kurmittel: Akratopege.

Bad Kissingen
Kurmittel: Eisenhaltiger Na-Cl-Säuerling, Na-Cl-Säuerlinge, eisenhaltiger Na-Ca-Cl-HCO$_3$-SO$_4$-Säuerling, Moor.
Indikationen: Magen-, Darm-, Leber- und Gallenwegserkrankungen, Herz- und Gefäßerkrankungen,

Stoffwechselerkrankungen (unterstützende Behandlung der Fettsucht und der Zuckerkrankheit), rheumatische Erkrankungen, Frauenleiden.

Bad König
Kurmittel: Eisenhaltige Ca-HCO₃-Cl-Quelle, Therme.
Indikationen: Stoffwechselerkrankungen, rheumatische Erkrankungen (degenerative Erkrankungen des Bewegungsapparates).

Bad Königshofen
Kurmittel: Na-Cl-SO₄-Quelle.
Indikationen: Magen-, Darm- und Gallenwegserkrankungen, funktionelle Darmstörungen (Obstipation), Erkrankungen der Bauchspeicheldrüse.

Bad Kohlgrub
Kurmittel: Moor.
Indikationen: Rheumatische Erkrankungen (degenerative Erkrankungen der Gelenke und der Wirbelsäule, Nachbehandlung nach Unfall- und Kriegsverletzungen am Bewegungsapparat), Gelenkveränderungen durch Gicht, Prostatahypertrophie, Prostatitis, Frauenleiden.

Bad Kreuznach
Kurmittel: Na-Cl-Therme, Na-Cl-Quelle, Fe-haltige Sole, Tonschlamm, Radonstollen.
Indikationen: Rheumatische Erkrankungen, Gelenkveränderungen durch Gicht, degenerative Erkrankungen der Wirbelsäule, Frauenleiden, nicht ansteckende Hautkrankheiten, Erkrankungen der Atmungsorgane, Erkrankungen im Kindesalter, Gefäßerkrankungen, Störungen der inneren Sekretion.

Bad Krozingen
Kurmittel: Ca-Na-SO₄-HCO₃-Thermal-Säuerling.
Indikationen: Herz- und Gefäßerkrankungen (funktionelle Kreislaufstörungen), rheumatische Erkrankungen (degenerative Erkrankungen der Wirbelsäule, Nachbehandlung nach Unfallverletzungen am Bewegungsapparat).

Bad Laer
Kurmittel: Kohlensäurehaltige Sole, eisenhaltige Sole.
Indikationen: Rheumatische Erkrankungen, Nachbehandlung nach Unfallverletzung am Bewegungsapparat, Herz- und Gefäßerkrankungen, Frauenleiden, Erkrankungen im Kindesalter, Erkrankungen der Atmungsorgane (außer Tbc).

Lahnstein
Kurmittel: Thermaler Natrium-Hydrogencarbonat-Chlorid-Säuerling.
Indikationen: Herz- und Kreislauferkrankungen, rheumatische Erkrankungen, Nachbehandlung nach Unfallverletzungen am Bewegungsapparat, Magen- und Darmerkrankungen, Stoffwechselerkrankungen, Erkrankungen der ableitenden Harnwege, Erkrankungen des Nervensystems.

Bad Liebenzell
Kurmittel: Na-Cl-HCO₃-Thermen.
Indikationen: Rheumatische Erkrankungen, Gefäßerkrankungen, Frauenleiden, Stoffwechselerkrankungen.

Bad Lippspringe
Kurmittel: Ca-SO₄-HCO₃-Thermen, Ca-Na-SO₄-HCO₃-Quelle.
Indikationen: Erkrankungen der Atmungsorgane, Asthma bronchiale, allergische Erkrankungen, Magen-Darm-, Leber- und Gallenwegserkrankungen, Stoffwechselerkrankungen.

Lüneburg
Kurmittel: Sole, Moor.
Indikationen: Rheumatische Erkrankungen (Nachbehandlung nach Unfallverletzungen am Bewegungsapparat, degenerative Erkrankungen der Gelenke und der Wirbelsäule), Frauenleiden, Erkrankungen der Atmungsorgane, Gefäßerkrankungen, Erkrankungen im Kindesalter, Psoriasis.

Bad Meinberg
Kurmittel: Kohlensäuregasquellen, Ca-SO₄-Quelle, Na-Ca-Cl-Säuerling, Na-Ca-SO₄-Quelle, Schwefelmoor.
Indikationen: Rheumatische Erkrankungen (chronisch-entzündliche rheumatische Erkrankungen, dege-

nerative Erkrankungen der Gelenke und der Wirbelsäule, Nachbehandlung nach Unfallverletzungen am Bewegungsapparat), Herz- und Gefäßerkrankungen (funktionelle Kreislaufstörungen, kompensierte Hypertonie, Hypotonie), Erkrankungen des Nervensystems (rückbildungsfähige Lähmungen traumatischer, vaskulärer und entzündlicher Genese, Weiterbehandlung nach cerebralem Insult), Frauenleiden.

Melle
Kurmittel: Na-Cl-Säuerling, Na-Cl-SO$_4$-Quelle.
Indikationen: Erkrankungen im Kindesalter, rheumatische Erkrankungen, Magen-, Darm- und Gallenwegserkrankungen.

Bad Mergentheim
Kurmittel: Ca-Na-SO$_4$-Cl-Quelle, Na-Cl-SO$_4$-Quelle, Na-Cl-SO$_4$-Säuerling, kohlensäurehaltige Sole.
Indikationen: Leber- und Gallenwegserkrankungen, Nachbehandlung und Zustand nach Gallenoperationen, Magen- und Darmerkrankungen, funktionelle Darmstörungen (Obstipation), Erkrankungen der Bauchspeicheldrüse, Stoffwechselerkrankungen (unterstützende Behandlung bei Diabetes und Übergewicht).

Bad Münder
Kurmittel: Na-Ca-Cl-SO$_4$-Quelle, eisenhaltige Na-Ca-Cl-SO$_4$-Quelle, Sole.
Indikationen: Leber-, Gallenwegs- und Darmerkrankungen, rheumatische Erkrankungen, Nachbehandlung nach Unfallverletzungen am Bewegungsapparat, Erkrankungen des Nervensystems, Erkrankungen im Kindesalter, Erkrankungen der Atmungsorgane, Hautkrankheiten, Frauenleiden.

Bad Münster am Stein
Kurmittel: Na-Ca-Cl-Quelle, Na-Cl-Therme, Radon-Emanationen.
Indikationen: Rheumatische Erkrankungen, degenerative Erkrankungen der Wirbelsäule, Gelenkveränderungen durch Gicht, Herz- und Gefäßerkrankungen, Frauenleiden, Erkrankungen der Atmungsorgane (außer Tbc), Erkrankungen im Kindesalter.

Bad Nauheim
Kurmittel: Eisen- und kohlensäurehaltige Thermalsole, Na-Cl-Säuerlinge, Na-Ca-Cl-HCO$_3$-Säuerlinge.
Indikationen: Herz- und Gefäßerkrankungen, rheumatische Erkrankungen, Erkrankungen der Atmungsorgane (Emphysem, asthmoide Bronchitis).

Bad Nenndorf
Kurmittel: S-haltige Ca-SO$_4$-HCO$_3$-Quelle, S-haltige Ca-Mg-SO$_4$-Quelle, S-haltige Thermal-Sole, Sole, Schlamm.
Indikationen: Rheumatische Erkrankungen, primär chronische Polyarthritis, Spondylitis ankylosans, degenerative Erkrankungen der Gelenke und der Wirbelsäule, Nachbehandlung nach Unfallverletzungen am Bewegungsapparat, chronische Prostatitis, Prostatahypertrophie, Frauenleiden, Erkrankungen der Atmungsorgane, Hautkrankheiten.

Bad Neuenahr
Kurmittel: Na-Mg-HCO$_3$-Thermal-Säuerlinge, Fango.
Indikationen: Stoffwechselerkrankungen (unterstützende Behandlung des Diabetes und der Fettsucht), Magen-, Darm-, Leber- und Gallenwegserkrankungen, Erkrankungen der ableitenden Harnwege (chronische Cystitis), Herz- und Gefäßerkrankungen (funktionelle Kreislaufstörungen), degenerative Erkrankungen der Wirbelsäule.

Bad Neustadt/Saale
Kurmittel: Na-Cl-Säuerling, eisenhaltige Na-Cl-Säuerlinge, kohlensäurehaltige Sole, Moor.
Indikationen: Herz- und Gefäßerkrankungen, Magen-, Darm-, Lebererkrankungen, Stoffwechselerkrankungen (unterstützende Behandlung bei Diabetes, Fettsucht und Gicht), rheumatische Erkrankungen, degenerative Erkrankungen der Wirbelsäule, Frauenleiden.

Bad Oeynhausen
Kurmittel: Eisen- und kohlensäurehaltige Thermalsole, eisenhaltige Thermalsole, eisen- und kohlensäurehaltige SO$_4$-Thermalsole, eisen- und kohlensäurehaltige Sole, Na-Ca-Cl-Quelle.
Indikationen: Herz- und Gefäßerkrankungen, rheumatische Erkrankungen, Nachbehandlungen nach Unfallverletzungen am Bewegungsapparat, Erkrankungen des Nervensystems, Frauenleiden, Hautkrankheiten (Acne vulgaris, Psoriasis).

Bad Orb
Kurmittel: Eisenhaltige Na-Cl-Säuerlinge, eisenhaltiger Na-Ca-Cl-Säuerling, Moor.
Indikationen: Herz- und Gefäßerkrankungen, rheumatische Erkrankungen, Nachbehandlung nach Unfallverletzungen am Bewegungsapparat.

Bad Pyrmont
Kurmittel: Eisenhaltiger Ca-Mg-SO$_4$-HCO$_3$-Säuerling, Ca-Mg-HCO$_3$-SO$_4$-Säuerling, Na-Cl-Säuerling, Na-Ca-Cl-SO$_4$-Säuerling, eisen- und kohlensäurehaltige Sole, Kohlensäuregasquellen, Moor.
Indikationen: Herz- und Gefäßerkrankungen, (nicht entzündliche organische Erkrankungen des Gefäßsystems), Frauenleiden, rheumatische Erkrankungen, degenerative Erkrankungen der Gelenke und der Wirbelsäule, Nachbehandlung nach Operationen und Unfallverletzungen am Bewegungsapparat, Magen- und Darmerkrankungen, Erkrankungen der Atmungsorgane, Erkrankungen im Kindesalter (Entwicklungsstörungen und Haltungsschäden), allergische Erkrankungen.

Randringhausen
Kurmittel: S-haltige Quelle, Schwefelmoor.
Indikationen: Rheumatische Erkrankungen (degenerative Erkrankungen der Wirbelsäule). Nachbehandlung nach Operationen am Bewegungsapparat, Frauenleiden, Hautkrankheiten, Erkrankungen des Nervensystems, funktionelle Kreislaufstörungen.

Bad Rappenau
Kurmittel: Sole.
Indikationen: Rheumatische Erkrankungen (degenerative Erkrankungen der Wirbelsäule), Frauenleiden, Erkrankungen im Kindesalter, Erkrankungen der Atmungsorgane (Asthma bronchiale).

Bad Reichenhall
Kurmittel: Na-Cl-Quellen, Sole, Moor.
Indikationen: Erkrankungen der Atmungsorgane (Asthma bronchiale, Emphysem), rheumatische Erkrankungen, Frauenleiden, Erkrankungen im Kindesalter.

Bad Rippoldsau-Schapbach
Kurmittel: Na-Ca-SO$_4$-HCO$_3$-Säuerlinge, Moor.
Indikationen: Herz- und Gefäßerkrankungen, rheumatische Erkrankungen, Erkrankungen der Atmungsorgane, Stoffwechselerkrankungen.

Bad Rotenfels
Kurmittel: Na-Cl-Therme.
Indikationen: Magenerkrankungen, Erkrankungen der Atmungsorgane, rheumatische Erkrankungen (degenerative Erkrankungen der Wirbelsäule).

Bad Rothenfelde
Kurmittel: Eisen- und kohlensäurehaltige Sole, Kohlensäuregasquellen.
Indikationen: Herz- und Gefäßerkrankungen, Erkrankungen der Atmungsorgane (außer Tbc), rheumatische Erkrankungen, degenerative Erkrankungen des Bewegungsapparates, Nachbehandlung nach Operationen am Bewegungsapparat, chronisch-entzündliche Augenleiden, Frauenleiden, Erkrankungen im Kindesalter.

Bad Säckingen
Kurmittel: Na-Cl-Therme.
Indikationen: Rheumatische Erkrankungen (degenerative Erkrankungen der Wirbelsäule, Arthrosen), Gefäßerkrankungen, Durchblutungsstörungen.

Bad Salzdetfurth
Kurmittel: Sole, Moor.
Indikationen: Rheumatische Erkrankungen, degenerative Erkrankungen der Wirbelsäule, Gelenkveränderungen durch Gicht, Erkrankungen der Atmungsorgane, Erkrankungen im Kindesalter, Frauenleiden.

Salzgitter-Bad
Kurmittel: Thermalsole.
Indikationen: Rheumatische Erkrankungen, Erkrankungen der Atmungsorgane, Erkrankungen im Kindesalter, Frauenleiden.

Bad Salzhausen
Kurmittel: Na-Cl-Quelle, Na-Cl-HCO₃-Quelle.
Indikationen: Herz- und Gefäßerkrankungen, rheumatische Erkrankungen, Erkrankungen des Nervensystems, Erkrankungen der Atmungsorgane.

Bad Salzschlirf
Kurmittel: Na-Cl-Quelle, Na-Cl-Säuerling, eisen- und kohlensäurehaltige Sole, Moor.
Indikationen: Rheumatische Erkrankungen, Gelenkveränderungen durch Gicht, Herz- und Gefäßerkrankungen (funktionelle Kreislaufstörungen), Frauenleiden.

Bad Salzuflen
Kurmittel: Na-Cl-Quelle, Na-Ca-Cl-SO₄-Quelle, Ca-Na-SO₄-Cl-Quelle, eisen- und kohlensäurehaltige Thermalsolen, Sole.
Indikationen: Herz- und Gefäßerkrankungen, Erkrankungen der Atmungsorgane, rheumatische Erkrankungen, Frauenleiden, Erkrankungen des Nervensystems.

St. Peter-Ording
Kurmittel: S-haltige Sole.
Indikationen: Erkrankungen der Atmungsorgane, Hautkrankheiten, nichtentzündliche organische Erkrankungen der Arterien, rheumatische Erkrankungen.

Bad Sassendorf
Kurmittel: Na-Cl-Quellen, Fe- und kohlensäurehaltige Solen, Moor.
Indikationen: Erkrankungen der Atmungsorgane (außer Tbc), rheumatische Erkrankungen, Frauenleiden, Erkrankungen im Kindesalter, Herz- und Kreislauferkrankungen.

Schlangenbad
Kurmittel: Thermen, Moor.
Indikationen: Rheumatische Erkrankungen, Erkrankungen des Nervensystems.

Bad Schönborn
Kurmittel: S-haltige Na-HCO₃-Therme, S-haltige Na-HCO₃-Quelle, S-haltige Therme, S-haltige Quelle.
Indikationen: Rheumatische Erkrankungen, degenerative Erkrankungen der Gelenke und der Wirbelsäule, Gelenkveränderungen durch Gicht, Nachbehandlung nach Unfallverletzungen am Bewegungsapparat, Rehabilitation von Bewegungsbehinderten, funktionelle Kreislaufstörungen.

Bad Schussenried
Kurmittel: Moor.
Indikationen: Rheumatische Erkrankungen (degenerative Erkrankungen der Wirbelsäule), Nachbehandlung nach Unfallverletzungen und Operationen am Bewegungsapparat, Frauenleiden.

Bad Schwalbach
Kurmittel: Eisenhaltiger Säuerling, Eisenhaltiger Mg-Ca-HCO₃-Säuerling, Moor.
Indikationen: Herz- und Gefäßerkrankungen, Frauenleiden, rheumatische Erkrankungen.

Bad Schwartau
Kurmittel: Jodhaltige Sole, Moor.
Indikationen: Gefäßerkrankungen, rheumatische Erkrankungen, Frauenleiden, Erkrankungen der Atmungsorgane.

Bad Sebastiansweiler
Kurmittel: S-haltige Ca-Mg-Na-SO₄-HCO₃-Quelle.
Indikationen: Rheumatische Erkrankungen (Nachbehandlung nach Operationen am Bewegungsapparat), Hautkrankheiten.

Senkelteich
Kurmittel: S-haltige Quelle, Moor.
Indikationen: Rheumatische Erkrankungen (degenerative Erkrankungen der Wirbelsäule), Frauenleiden.

Bad Soden am Taunus
Kurmittel: Na-Cl-Säuerling, eisenhaltiger Na-Cl-Säuerling, eisenhaltiger Na-Cl-Thermalsäuerling, Na-Cl-HCO₃-Säuerling, Na-Cl-HCO₃-Thermalsäuerling, Na-Ca-Cl-HCO₃-Thermalsäuerling, eisen- und kohlensäurehaltige Thermalsole, Na-Ca-Cl-HCO₃-Quelle.
Indikationen: Erkrankungen der Atmungsorgane (Asthma bronchiale, Emphysem), Herz- und Gefäßer-

krankungen, rheumatische Erkrankungen (degenerative Erkrankungen der Gelenke und der Wirbelsäule, Arthrose, Nachbehandlung nach Unfallverletzungen am Bewegungsapparat), allergische Erkrankungen, Frauenleiden.

Bad Soden bei Salmünster
Kurmittel: Eisen- und kohlensäurehaltige Sole, Na-Cl-Quelle, Na-Cl-HCO$_3$-Quelle.
Indikationen: Herz- und Gefäßerkrankungen, rheumatische Erkrankungen, Erkrankungen im Kindesalter, Erkrankungen der Atmungsorgane.

Bad Sooden-Allendorf
Kurmittel: Radonhaltige Sole, Sole.
Indikationen: Erkrankungen der Atmungsorgane, Asthma bronchiale, rheumatische Erkrankungen, Erkrankungen im Kindesalter.

Bad Steben
Kurmittel: Radonhaltiger Säuerling, eisenhaltiger Säuerling, Ca-HCO$_3$-Säuerling, Moor.
Indikationen: Herz- und Gefäßerkrankungen, rheumatische Erkrankungen, degenerative Erkrankungen der Wirbelsäule, Frauenleiden.

Stuttgart-Berg
Kurmittel: Eisenhaltige Ca-Na-Cl-SO$_4$-HCO$_3$-Säuerlinge.
Indikationen: Herz- und Gefäßerkrankungen, Erkrankungen des Nervensystems, rheumatische Erkrankungen.

Stuttgart – Bad Cannstatt
Kurmittel: Na-Ca-Cl-SO$_4$-HCO$_3$-Säuerling, eisenhaltige Na-Ca-Cl-Quelle.
Indikationen: Herz- und Gefäßerkrankungen (funktionelle Kreislaufstörungen), rheumatische Erkrankungen, Magen-, Darm-, Leber- und Gallenwegserkrankungen, Stoffwechselerkrankungen, Erkrankungen der Atmungsorgane, Erkrankungen des Nervensystems.

Tegernsee
Kurmittel: Jodquelle, Moor.
Indikationen: Schilddrüsenerkrankungen, Herz-, Gefäß- und Stoffwechselerkrankungen, rheumatische Erkrankungen, Frauenleiden, Nachbehandlung von Sport- und Unfallverletzungen.

Timmendorfer Strand
Kurmittel: Meerwasser, Moor.
Indikationen: Herz- und Kreislauferkrankungen, Erkrankungen der Atemwege, degenerative Veränderungen der Gelenke und der Wirbelsäule (Arthrose, Spondylose), Hautkrankheiten.

Bad Tölz
Kurmittel: Jodhaltige Na-Cl-Quellen, Moor.
Indikationen: Herz- und Gefäßerkrankungen (funktionelle Kreislaufstörungen, nichtentzündliche organische Erkrankungen des Herzens und der Arterien, kompensierte Hypertonie), Jodmangelkropf, Erkrankungen der Atmungsorgane (chronisch bronchitisches Syndrom), rheumatische Erkrankungen, degenerative Erkrankungen der Wirbelsäule, Frauenleiden.

Traben-Trarbach
Kurmittel: Therme.
Indikationen: Rheumatische Erkrankungen, Erkrankungen der ableitenden Harnwege.

Bad Überkingen
Kurmittel: Na-HCO$_3$-Säuerling, Na-Ca-SO$_4$-Thermalquelle.
Indikationen: Stoffwechselerkrankungen, Magen-Darm-Erkrankungen, Erkrankungen der ableitenden Harnwege, rheumatische Erkrankungen (degenerative Erkrankungen der Wirbelsäule und Gelenke).

Urach
Kurmittel: Na-Ca-Cl-SO$_4$-HCO$_3$-Thermalsäuerling.
Indikationen: Rheumatische Erkrankungen, degenerative Erkrankungen der Gelenke und der Wirbelsäule, Nachbehandlung nach Unfallverletzungen und Operationen am Bewegungsapparat.

Bad Waldliesborn
Kurmittel: Eisen- und kohlensäurehaltige Thermalsolen.

156

Indikationen: Herz- und Gefäßerkrankungen, rheumatische Erkrankungen, Nachbehandlung nach Unfallverletzungen am Bewegungsapparat, Frauenleiden, Erkrankungen des Nervensystems.

Bad Waldsee
Kurmittel: Moor.
Indikationen: Rheumatische Erkrankungen, degenerative Erkrankungen der Wirbelsäule, Frauenleiden, Prostatahypertrophie, chronische Prostatitis.

Wanne-Eickel
Kurmittel: Thermalsole.
Indikationen: Rheumatische Erkrankungen, degenerative Erkrankungen der Wirbelsäule, Frauenleiden, Erkrankungen der Atmungsorgane (keine Tbc), Entwicklungsstörungen im Kindesalter.

Westerland-Sylt
Kurmittel: Meerwasser, Schlick.
Indikationen: Erkrankungen der Atmungsorgane, Erkrankungen des rheumatischen Formenkreises, Kreislaufregulationsstörungen, venöse Stauungszustände.

Bad Westerkotten
Kurmittel: Eisen- und kohlensäurehaltige Thermalsolen, Moor.
Indikationen: Herz- und Kreislauferkrankungen, rheumatische Erkrankungen, Erkrankungen der Atmungsorgane, Frauenleiden.

Wiesbaden
Kurmittel: Na-Cl-Quelle, Na-Cl-Thermen.
Indikationen: Rheumatische Erkrankungen (chronisch-entzündliche rheumatische Erkrankungen, primär chronische Polyarthritis und ihre Varianten, Spondylitis ankylosans, degenerative Erkrankungen der Gelenke und der Wirbelsäule, Gelenkveränderungen durch Gicht, Nachbehandlung nach Unfall- und Kriegsverletzungen am Bewegungsapparat), Erkrankungen der Atmungsorgane.

Bad Wiessee
Kurmittel: Jod- und S-haltige Na-Cl-Therme.
Indikationen: Herz- und Gefäßerkrankungen, funktionelle Kreislaufstörungen, rheumatische Erkrankungen, degenerative Erkrankungen der Gelenke und der Wirbelsäule, Erkrankungen der Atmungsorgane, Augenleiden, Hautkrankheiten.

Wildbad
Kurmittel: Akratotherme.
Indikationen: Rheumatische Erkrankungen, degenerative Erkrankungen der Wirbelsäule, Nachbehandlung nach Operationen bzw. Unfallverletzungen am Bewegungsapparat, rückbildungsfähige, schlaffe und spastische Lähmungen traumatischer, vaskulärer und entzündlicher Genese.

Bad Wildungen
Kurmittel: Na-Mg-Ca-HCO$_3$-Cl-Säuerling, Ca-Mg-HCO$_3$-Säuerling.
Indikationen: Erkrankungen der Harnwege, Nierenparenchymschäden bei chronischer Pyelonephritis, Erkrankungen der Prostata (Prostataadenom, chronische Prostatitis), Herz- und Gefäßerkrankungen, Stoffwechselerkrankungen.

Bad Wildungen-Reinhardshausen
Kurmittel: Ca-Mg-HCO$_3$-Säuerlinge.
Indikationen: Erkrankungen der Harnwege, vorwiegend Pyelonephritis, Cystitis, Prostatitis, Urethritis, Herz- und Gefäßerkrankungen, Stoffwechselerkrankungen.

Bad Wimpfen
Kurmittel: Sole.
Indikationen: Erkrankungen der Atmungsorgane, Asthma bronchiale, Emphysem, rheumatische Erkrankungen.

Bad Windsheim
Kurmittel: Sole, Na-Ca-Cl-SO$_4$-Quelle.
Indikationen: Rheumatische Erkrankungen, Frauenleiden, Erkrankungen der Atmungsorgane, Magen-, Darm-, Leber- und Gallenwegserkrankungen.

Bad Wörishofen
Kurmittel: Kneippsche Wasseranwendungen.
Indikationen: Herz- und Gefäßerkrankungen funktioneller und entzündlicher Natur, nervöse Störungen, Prävention und Rehabilitation von Störungen der Verdauungsorgane und des Bewegungsapparats.

Bad Wurzach
Kurmittel: Moor.
Indikationen: Rheumatische Erkrankungen, Frauenleiden.

Bad Zwischenahn
Kurmittel: Moor.
Indikationen: Rheumatische Erkrankungen, Nachbehandlung nach Unfallverletzungen und Operationen am Bewegungsapparat, Frauenleiden.

Wohin zur Kur in der Schweiz? (Kurorte mit Schwimmbädern)

Rekonvaleszenz und Rehabilitation, allgemeine Indikationen
Bad Ragaz, Leukerbad, Baden-Ennetbaden, St. Moritz-Bad, Zurzach, Bad Scuol, Lenk, Breiten, Rheinfelden-Mumpf, Bad Tarasp-Vulpera, Vals, Lavey-les-Bains, Schinznach-Bad, Yverdon-les-Bains, Ramsach, Lostorf, Stabio, Schwefelbergbad, Serneus.

Rheumatische Erkrankungen
Wie oben außer Bad Scuol und Bad Tarasp-Vulpera.

Erkrankungen der Atemorgane
Baden-Ennetbaden, Lenk, Rheinfelden-Mumpf, Lavey-les-Bains, Schinznach-Bad, Yverdon-les-Bains, Lostorf.

Herz-Kreislauf-Erkrankungen
Wie bei allgemeinen Indikationen, außer Lenk, Yverdon-les-Bains, Stabio, Schwefelbergbad und Serneus.

Hautkrankheiten
Lenk, Schinznach-Bad, Lostorf, Stabio, Schwefelbergbad.

Erkrankungen der Harnwege
Bad Scuol, Bad Tarasp-Vulpera.

Stoffwechselkrankheiten
Zurzach, Bad Scuol, Breiten, Bad Tarasp-Vulpera, Vals, Ramsach.

Magen-Darm-Krankheiten
Bad Scuol, Bad Tarasp-Vulpera.

Erkrankungen von Leber, Gallenwegen, Bauchspeicheldrüse
Bad Scuol, Bad Tarasp-Vulpera.

Frauenleiden
St. Moritz-Bad, Breiten, Rheinfelden-Mumpf, Ramsach.

Zahnfleischerkrankungen
Lenk, Lostorf.

Literaturverzeichnis

v. ARDENNE, Manfred, Dr. mult. h. c., Prof. (Dresden): Bewegungstraining muß Spaß machen, in: Österreichisches Journal für Sportmedizin, Hrsg. Österreichisches Institut für Sportmedizin, Wien, 9. Jahrgang (1979), Nr. 3, S. 26–30

BIRKMAYER, Walther, Dr. med., Univ.-Prof. (Wien): Der Mensch zwischen Harmonie und Chaos. Wegweiser durch den Alltag, Verlag Brüder Hollinek, Wien, 2. Auflage 1975

BIRKMAYER, Walther, Dr. med., Univ.-Prof. (Wien): Motivation des Alterssports, in: Österreichisches Journal für Sportmedizin, Hrsg. Österreichisches Institut für Sportmedizin, Wien, 9. Jahrgang (1979), Nr. 3, S. 11–13

BIRKMAYER, Walther, Dr. med., Univ.-Prof. (Wien): Alphamann und Betafrau. Ratschläge für das Leben von Heute, Paul Neff Verlag, Wien, 1984

BIRKMAYER, Walther, Dr. med., Univ.-Prof. (Wien); HAGEN, Ernst: Eidechsenprinzip und Rosenkäferkomplex. Ratschläge fürs Älterwerden, Paul Neff Verlag, Wien, 1980

BOLLNOW, Otto Friedrich, DDr., Prof. (Tübingen): Vom Geist des Übens, Verlag Herder, Freiburg/Br., 1978

BRESCH, Carsten, Dr. rer. nat., Prof. (Freiburg): Zwischenstufe Leben, Fischer Taschenbuch Verlag, Frankfurt/M., 2. Auflage 1981

COOPER, Kenneth H., Dr. med. (Texas, USA): Bewegungstraining. Praktische Anleitung zur Steigerung der Leistungsfähigkeit, Fischer Taschenbuch Verlag, Frankfurt/Main, 10. Auflage 1976

COTTA, Horst, Dr. med., Prof. (Heidelberg): Der Mensch ist so jung wie seine Gelenke, R. Piper & Co. Verlag, München, 4. Auflage 1983

COUNSILMAN, James E. (Bloomington, USA): Schwimmen, Wilhelm Limpert Verlag, Frankfurt/M., 1971

DIEMATH, Hans Erich, Dr. med., Univ.-Prof. (Salzburg): Patient aktiv. Rückenschmerzen – was tun? Die Bandscheibenleiden: Ursachen, Behandeln und Heilen, Vorbeugen, Universitätsverlag Anton Pustet, Salzburg, 2. Auflage 1980

EBERL, Rudolf, Dr. med., Univ.-Prof. (Wien): Rheuma und Sport, in: Österreichisches Journal für Sportmedizin, Hrsg. Österreichisches Institut für Sportmedizin, Wien, 9. Jahrgang (1979), Nr. 3, S. 22–26

EBNER, Norbert, Dr. med. (Radenthein): Gesundheitsfahrplan, Orac Verlag, Wien, 1985

EXEL, Wolfgang; DUNGL, Willi: Naturheilmittel Wasser, Orac Pietsch Verlag, Wien, 2. Auflage

FETZ, Friedrich, Dr., Univ.-Prof. (Innsbruck): Beiträge zu einer Bewegungslehre der Leibesübungen, Österreichischer Bundesverlag, Wien, 1964

FRANKL, Viktor E., Dr. med. Dr. phil., Prof. (Wien): Der Mensch vor der Frage nach dem Sinn, R. Piper & Co. Verlag, München, 1979

FRANKL, Viktor E., Dr. med. Dr. phil., Prof. (Wien): Die Sinnfrage in der Psychotherapie, R. Piper & Co. Verlag, München, 1981

FREITAG, Werner (Mainz): Schwimmen – Training, Technik, Taktik, Rowohlt Taschenbuch Verlag, Reinbek/Hamburg, Auflage 1982

GAULHOFER, Karl, Dr. phil.: Die Bedeutung der Leibeserziehung für den Menschen in der modernen Gesellschaft, in: System des Schulturnens, Hrsg. Univ.-Prof. Dr. Hans Groll, Wien, Österreichischer Bundesverlag für Unterricht, Wissenschaft und Kunst, Wien, 1966

GREITER, Franz, Dr. med., Univ.-Prof. (Klosterneuburg); PROKOP, Ludwig, Dr. med., Univ.-Prof. (Wien): Fitneß für moderne Menschen, Gustav Fischer Verlag, Stuttgart, 1983

GRÖSSING, Stefan, Dr. phil., Prof. (München): Senioren und Sport, Limpert Verlag GmbH., Bad Homburg, 1980

HETTINGER, Theodor, Dr. med. (Mülheim/Ruhr): Isometrisches Muskeltraining, Georg Thieme Verlag, Stuttgart, 3. Auflage 1968

KOCHNER, Gustav, Dr. (Grünwald b. München): Haltungsschäden und ihre Bekämpfung, Wilhelm Limpert Verlag GmbH., Frankfurt/Main, 6. Auflage 1966

KREUZHUBER, Siegfried, Mag. phil.: Das Ansetzen einer Bewegung aus einer Gegenbewegung als methodische Hilfe (Ausholbewegung)*), in Leibesübungen – Leibeserziehung, Österreichischer Bundesverlag, Wien, XII. Jahrgang (1958), Heft 10

KREUZHUBER, Siegfried; FAHRNER, Rüdiger: Gymnastik – Freude an Leistung, Verlag Anton Pustet, Salzburg, 2. Auflage 1975

LAABS, Walter, Dr. med. (Bad Salzuflen): Kleiner Leitfaden zur Selbstbehandlung bei Rückenschmerzen, Karl F. Haug Verlag, Heidelberg, 24. Auflage 1984

LEWIN, Gerhard, Dr. (Leipzig): Schwimmsport, Sportverlag, Berlin, 1967

LORENZ, Konrad, Dr. med., Univ.-Prof. (Altenberg): Die Rückseite des Spiegels. Versuch einer Naturgeschichte menschlichen Erkennens, Deutscher Taschenbuch Verlag, München, 4. Auflage 1980

de MARÉES, Horst, Dr. med., Prof. (Bochum): Sportphysiologie, Schriftenreihe „Medizin von heute", Hrsg. Troponwerke, Köln-Mülheim, 1976

MEINEL, Kurt, Dr., Prof. (Leipzig): Bewegungslehre, Volkseigener Verlag Volk und Wissen, Berlin, 2. Auflage 1977

NIEDERMANN, Erwin, Dr. phil., Univ.-Prof. (Salzburg): Werte im Sport? Beiträge der Sportwissenschaften zu einer Wertphilosophie im Sport. Österr. Bundesverlag, Wien, 1986.

NIEDERMANN, Erwin, Dr. phil., Univ.-Prof. (Salzburg): Leibeserziehung und Schulsport, Österreichischer Bundesverlag, Wien, 1983

ORTNER, Wolfram; SKRIBOT, Erich, Dr. med.: Wirbelsäulentraining, Orac Verlag, Wien, 1985

PROKOP, Ludwig, Dr. med., Univ.-Prof. (Wien): Einführung in die Sportmedizin, Gustav Fischer Verlag, Stuttgart, 1976

PROKOP, Ludwig, Dr. med., Univ.-Prof. (Wien): Zur Physiologie des Schwimmens. Der ältere Mensch und der Sport, in: Österreichisches Journal für Sportmedizin, Hrsg. Österreichisches Institut für Sportmedizin, Wien, 9. Jahrgang (1979), Nr. 1, S. 3–7, 9. Jahrgang (1979), Nr. 3, S. 6–11

PROKOP, Ludwig, Dr. med., Univ.-Prof. (Wien); BACHL, Norbert, Dr. med., Univ.-Doz. (Wien): Alterssportmedizin, Springer Verlag, Wien, 1984

PROKOP, Ludwig, Dr. med., Univ.-Prof. (Wien); JELINEK, Robert, Dr. med. (Wien); SUCKERT, Reinhard, Dr. med., Univ.-Doz. (Linz): Sportschäden, Gustav Fischer Verlag, Stuttgart, 1980

RAJKI, Bela (Budapest): Die Technik des Sportschwimmens, Sportverlag, Berlin, 1956

RIEDER, Hermann, Dr. phil., Prof. (Heidelberg): Psychologische Aspekte des Alterssports, in: Sportunterricht. Monatsschrift zur Wissenschaft und Praxis des Sports, 26. Jahrgang (1977), Heft 4, S. 122–129

SCHETTLER, Gotthard, Dr. med., Dr. h. c. mult., Prof. (Heidelberg): Der Mensch ist so jung wie seine Gefäße, R. Piper GmbH & Co., München, 3. Auflage 1984

SCHIPPERGES, Heinrich, Dr. med., Dr. phil., Prof. (Heidelberg): Der Arzt von morgen. Von der Heiltechnik zur Heilkunde, Severin und Siedler, Berlin, 1982

SEIFERT, Eduard, Dr. phil., Univ.-Prof. (Salzburg) (Hrsg.): Sport und Geist, Leykam-Verlag, Graz, 1977

STEINBRÜCK, Klaus, Dr. med., Prof.; ROMPE, G., Dr. med. Prof. (Heidelberg): Überlastungsschäden am Kniegelenk bei Gewichthebern und Schwimmern, in: Orthopädische Praxis, XV. Jahrgang (1979), Heft 8, S. 683–686

STEINMANN, Bernhard, Dr. med., Univ.-Prof. (Bern): Medizinische Probleme des Alterssports, in: Sportunterricht. Monatsschrift zur Wissenschaft und Praxis des Sports, 26. Jahrgang (1977), Heft 4, S. 129–134

WIESSNER, Kurt (Wien): Natürlicher Schwimmunterricht, Österreichischer Landesverlag, Wien, 1939

---

*) In diesem Aufsatz wurde u. a. der Kraulbeinschlag als Hin- und Herbewegung ausführlich behandelt

4/-